Ambulantes geriatrisches Assessment

Für Renate und für Inge.

Geriatrie ist immer Teamarbeit. Im Team wird Neues entdeckt, formuliert und überprüft. Also ist viel von dem, was wir hier vorlegen, entstanden im Gespräch und in gemeinsamer Arbeit mit unseren Mitarbeitern. Dank und Anerkennung gelten den Therapeutischen Teams der Rehabilitationskliniken Esslingen-Kennenburg, Sinsheim und Hockenheim.

M. Runge · J.-H. Wahl

Ambulantes geriatrisches Assessment

Werkzeuge für die ambulante geriatrische Rehabilitation

Springer-Verlag Berlin Heidelberg GmbH

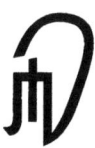

Anschriften der Autoren:

Dr. M. Runge
Geriatrische Klinik Esslingen
Kennenburger Straße 63
73732 Esslingen

Dr. J.-H. Wahl
Geriatrische Reha-Klinik Sinsheim
Alte Waibstadter Straße 1
74889 Sinsheim

Die Deutsche Bibliothek – CIP-Einheitsaufnahme

Runge, Martin:
Ambulantes geriatrisches Assessment : Werkzeuge für die
ambulante geriatrische Rehabilitation / M. Runge ; J.-H. Wahl.
– Darmstadt : Steinkopff, 1996

ISBN 978-3-662-26793-6

NE: Wahl, Johannes-Hermann:

Dieses Werk ist urheberrechtlich geschützt. Die dadurch begründeten Rechte, insbesondere die der Übersetzung, des Nachdrucks, des Vortrages, der Entnahme von Abbildungen und Tabellen, der Funksendung, der Mikroverfilmung oder der Vervielfältigung auf anderen Wegen und der Speicherung in Datenverarbeitungsanlagen, bleiben, auch bei nur auszugsweiser Verwertung, vorbehalten. Eine Vervielfältigung dieses Werkes oder von Teilen dieses Werkes ist auch im Einzelfall nur in den Grenzen der gesetzlichen Bestimmungen des Urheberrechtsgesetzes der Bundesrepublik Deutschland vom 9. September 1965 in der Fassung vom 24. Juni 1985 zulässig. Sie ist grundsätzlich vergütungspflichtig. Zuwiderhandlungen unterliegen den Strafbestimmungen des Urheberrechtsgesetzes.

ISBN 978-3-662-26793-6   ISBN 978-3-662-26792-9 (eBook)
DOI 10.1007/978-3-662-26792-9

© 1996 Springer-Verlag Berlin Heidelberg
Ursprünglich erschienen bei Dr. Dietrich Steinkopff Verlag GmbH & Co. KG, 1996
Verlagsredaktion: Sabine Ibkendanz – Herstellung: Heinz J. Schäfer
Umschlaggestaltung: Erich Kirchner, Heidelberg

Die Wiedergabe von Gebrauchsnamen, Handelsnamen, Warenbezeichnungen usw. in dieser Veröffentlichung berechtigt auch ohne besondere Kennzeichnung nicht zu der Annahme, daß solche Namen im Sinne der Warenzeichen- und Markenschutz-Gesetzgebung als frei zu betrachten wären und daher von jedermann benutzt werden dürften.

Gedruckt auf säurefreiem Papier

Inhaltsverzeichnis

Definitionen und grundsätzliche Überlegungen

Einführung	1
Fachübergreifende Zusammenschau als Charakteristikum des geriatrischen Assessments	1
Geriatrisches Assessment als interdisziplinärer Prozeß	2
Behinderung als Schlüsselbegriff des geriatrischen Assessments	2
Funktionsdiagnostik	3
Stufen des Assessments	4
Ziele des Assessments	4
Assessmentwerkzeuge	6
Werturteile im Assessment	6
Ambulante geriatrische Rehabilitation im Kontext der medizinischen Versorgung geriatrischer Patienten	7
Stellenwert des geriatrischen Assessments im Rahmen der ambulanten Rehabilitation	8
Zur Entstehung dieses Assessments	8

Erläuterung zu den einzelnen Items des Assessments

Diagnosen (entsprechend ICD)	10
Funktionell führende Diagnose(n)	10
Formalisierung der zur Rehabilitation führenden Diagnose	11
Anlaß des Assessments	11
Ziel des Assessments	11
Weitere Angaben zu Anlaß und Ziel des Assessments	11
Zielvorstellungen des Patienten und seiner Angehörigen	11
Zielformulierung auf fachlich-funktionaler Ebene	12
Formalisierung des funktionellen Zieles	12
Anamnese	12
Seit wann kennen sie den Patienten?	12
Liegen Ihnen die medizinischen Unterlagen früherer Behandlungen vor?	12
Hausärztliche Behandlung	13
Behandlung durch andere niedergelassene Ärzte	13
Stationäre oder teilstationäre Behandlungen im letzten Jahr	13
Ambulante Rehabilitationen im letzten Jahr	13
Wichtige Angaben aus der ärztlichen Anamnese	13

Soziale Anamnese und Pflegeanamnese 13
  Wo befindet sich der Patient zur Zeit? 13
  Derzeitige ambulante Hilfen 14
  Welche ambulanten Dienste werden zur Zeit in Anspruch genommen? . . 14
  Ist dauernde (24stündige) pflegerische Hilfe in unmittelbarer Nähe erforderlich? 14
  Einschätzung der Pflegestufe: s.o. 14
  Wer ist die Hauptpflegeperson? 14
  Pflegeressourcen der Angehörigen 15
  ADL-Barthel-Score 15
  IADL-Status nach Lawton und Brody 17
  Besteht eine Betreuung? 17

Aktuelle Medikation 17

Medikamentenabusus 17

Alkoholabusus 17

Diätvorschriften 17

Derzeitige funktionell-übende oder physikalische Therapien 18

Befunde der körperlichen Untersuchung und Funktionsdiagnostik . . . 18
  Funktionsrelevante Befunde der körperlichen Untersuchung 18
      Kachexie 18
      Kardiopulmonal begrenzt? 18
      Sehen 18
      Hören 19
  Weitere reha-relevante Befunde der ärztlichen Untersuchung 19
  Zeichen für körperliche Gewalt 19

Kognition, Kommunikation und Affekte 19
  Bewußtseinstrübungen 19
  Orientiertheit 19
  Psychomotorische Unruhe 19
  Zeichen für Depression und Angst 19
  Kommunikationsskala 20
  Mini Mental-Status 20
  ZVT-G 21
  Einschätzung der eigenen gesundheitlichen Situation durch den Patienten . 21
  Schmerz-Skala 22

Lokomotion 22
  Up & Go-Test 22
  Esslinger Transfer-Skala 23
  Lokomotionsstufen 25
  Gangsicherheit 26
  Wieviel Stürze berichten Patient und Angehörige im letzten Jahr? . . . 27
  Weitere Angaben zum Gangbild/Stürzen 27

Wohnsituation 27
  Gefahrenquellen bzw. Mobilitätsbarrieren in der Wohnung 28

Hilfsmittel bei Lokomotion 28

Hilfsmittel 28

Kooperation und Compliance 28
  Compliance bei der Medikation 28
  Compliance beim Hilfsmittelgebrauch 28
  Compliance bei Diät/Trinken 29
  Mitwirkung/Kooperation im Pflegealltag 29
  Neigung, Versorgung anzufordern statt selbst aktiv zu werden 30

Inaktivierende Überversorgung 30
Überlastung der pflegenden Angehörigen 30

**Zusammenfassendes Urteil über die Ergebnisse des Assessments,
Präzisierung der Prognose, gegebenenfalls Veränderungen gegenüber dem
Vorassessment** 31

Entscheidungen 31

**Zusammenfassung der Teambesprechungen während der Rehabilitation/
Interventionen (inkl. Datum und Teilnehmer)** 31

Abschlußbeurteilung, nachdem eine Rehabilitation durchgeführt wurde . . 31
Die ambulante Rehabilitation war beeinträchtigt durch reha-relevante
Begleitpathologica 31
Die ambulante Rehabilitation war beeinträchtigt durch reha-relevante
Komplikationen während des Verlaufes 31
Globale Beurteilung der Rehabilitation 32

Glossar 33

Literaturliste 35

Adressen 37

Anhang
Assessmentformular „Ambulante geriatrische Rehabilitation" incl. Barthel-
Index, IADL-Index nach Lawton und Brody und Mini-Mental-Status . . . 41
Landeseinheitlicher Anmeldebogen zur geriatrischen Rehabilitation in
Baden-Württemberg 57
Assessmentformular der Multicenterstudie „Stationäre geriatrische
Rehabilitation Baden-Württemberg 1995" 59
Vorlage „Albert-Test" zur Diagnostik des visuellen Hemineglects 63
Handlungsanleitungen „Geldzählen" nach Nikolaus und
„Linealreaktionstest" nach Runge 65

Definitionen und grundsätzliche Überlegungen

Einführung

Das Geriatrische Assessment ist der diagnostische Prozeß, mit dem die gesundheitliche Situation des geriatrischen Patienten umfassend und multidimensional erfaßt und bewertet wird mit dem Ziel, weitere Interventionen zu planen, durchzuführen und in ihrem Verlauf zu evaluieren. Neben der üblichen medizinischen Diagnostik liegt das Schwergewicht auf einer quantifizierenden Funktionsdiagnostik und der Berücksichtigung einer Langzeitperspektive.

Der Begriff „multidimensional" bedeutet, daß neben der körperlichen Dimension und ihrer Beschreibung in Form von Organkrankheiten auch psychische und soziale Bedingungen berücksichtigt werden sowie die vielfältigen Wechselwirkungen. Über den akuten und chronischen Ablauf der Organkrankheiten hinaus werden die bleibenden Krankheitsfolgen für den Alltag erfaßt (Behinderungen). Dabei werden nicht nur gesundheitliche Störungen und Defizite beachtet, sondern auch Ressourcen und individuelle Anpassungsvorgänge.

Zum gesundheitsrelevanten psychischen Bereich gehören auch Persönlichkeitsmerkmale und individuelle Verhaltensweisen, die in der Auseinandersetzung mit Krankheit und Behinderung eine Rolle spielen.

Zur sozialen Dimension gehören sowohl das personelle als auch das materielle Umfeld.

Ein wichtiger Gesichtspunkt bei der Erörterung des geriatrischen Assessments ist die Ausrichtung auf eine Langzeitperspektive. Es geht nicht in erster Linie um die Beherrschung von Akutsituationen, sondern um eine langfristige fachliche Begleitung der Patienten.

Erfahrene Ärzte haben viele der genannten Komponenten immer schon in die ambulante Langzeitbetreuung miteinbezogen. Ihnen steht eine „erlebte Anamnese" zur Verfügung. Sie kennen und berücksichtigen bei ihren diagnostischen und therapeutischen Entscheidungen die Lebensgeschichte, Persönlichkeitsmerkmale und individuelle Reaktionen des Patienten, kennen die Menschen, die im Umfeld ihrer Patienten eine Rolle spielen, und das Wohnumfeld aus eigener Anschauung. Sie integrieren diese psychosoziale Dimension in ihr diagnostisches und therapeutisches Vorgehen.

Die Beschreibung und Auswertung dieser über das Organgeschehen hinausgehenden Wechselwirkungen geschieht aber in sehr individueller Weise. Bisher steht keine einheitliche Nomenklatur und Systematik zur Verfügung. Das individuelle Vorgehen macht den diagnostischen und therapeutischen Prozeß für Dritte schwer nachvollziehbar und entzieht ihn weitgehend der wissenschaftlichen Überprüfung und Qualitätskontrolle.

Auch ist die individuelle Vorgehensweise nur schwer im Rahmen einer Ausbildung weiterzugeben. Für die allgemeine geriatrische Praxis und den wissenschaftlichen Fortschritt ist daher eine einheitliche Kategorisierung und Strukturierung der speziellen geriatrischen Diagnostik erforderlich. Dies soll das geriatrische Assessment leisten.

Fachübergreifende Zusammenschau als Charakteristikum des geriatrischen Assesssments

Die moderne Medizin erringt ihre größten Erfolge in der Weiterentwicklung der Organdiagnostik und in der Behandlung von Organerkrankungen. Die rasche Zunahme des medizinischen Wissens führt zu einer Aufsplitterung der Medizin in viele Einzelfächer. Die Fächervielfalt, die sich aus der zunehmenden Spezialisierung und Subspezialisierung ergibt, macht die Zusammenführung des medizinischen Wissens und Könnens beim einzelnen Patienten schwierig.

Im Gegensatz zu den Fortschritten in fachspezifischen Details gibt es auffällige und folgenschwere Defizite in der systematischen, fächerübergreifenden Zusammenschau der Befunde. Die fachübergreifende Zusammenschau ist aber notwendig, wenn statt isolierter Organsysteme die komplette Lebenssituation der Patienten als ärztlicher Zuständigkeitsbereich gesehen wird. Die vielfältigen Auswirkungen gesundheitlicher Störungen im Alltag erfordern eine multidimensionale Betrachtungsweise von zahlreichen Wechselwirkungen. Die Fixierung auf Organdiagnosen grenzt Zusammenhänge aus, die gesundheitlich relevant sind und Interventionsmöglichkeiten bieten.

Dies wird gerade in der geriatrischen Situation wichtig, in der multiple chronische Organkrankheiten und Krankheits*folgen* nebeneinander bestehen und miteinander interferieren. Besondere Bedeutung besitzt in diesem Zusammenhang, daß beim geriatrischen Patienten viele gesundheitlichen Schädigungen nicht mehr geheilt und oft nicht einmal mehr verbessert werden können. Dann muß sich der Fokus ärztlichen Tuns auf die Maßnahmen richten, die ein Weiterleben *mit* den Krankheiten und ihren bleibenden Folgen erleichtern oder ermöglichen. Eine fachspezifische Zugangsweise stößt hier endgültig an ihre Grenzen, da alltagsfunktionelle Defizite weder in der Verursachung noch in der fachlichen Intervention auf einzelne medizinische Fachgebiete beschränkt sind.

Prävention und Rehabilitation erfordern eine eigenständige Sprachregelung und ein neues diagnostisches System, das über die Nomenklatur und Systematik der Akutsituation hinausgeht. Das geriatrische Assessment ist die Methode, die aus der individuellen Beliebigkeit der persönlichen Erfahrung und aus der segmentalen Begrenzung der medizinischen Einzeldisziplinen hinausführen und die Erfoge der geriatrischen Interventionen evaluieren kann.

Geriatrisches Assessment als interdisziplinärer Prozeß

Die Multidimensionalität der Probleme erfordert einen interdisziplinären Prozeß, in dem viele Berufsgruppen ihre Fachkompetenz koordiniert einsetzen. Diagnostik und Interventionen sind in der geriatrischen Situation nicht auf den ärztlichen Bereich beschränkt (schon gar nicht auf einen einzelnen ärztlichen Fachbereich). Geriatrische Rehabilitation muß einen engen Kontakt zwischen Arzt und nichtärztlichen Berufsgruppen aufbauen. Erfolgreiche Kommunikation zwischen verschiedenen ärztlichen Fachbereichen und zwischen Ärzten und nichtärztlichen Berufen wird zum Schlüssel einer erfolgreichen Langzeitversorgung.

Zum interdisziplinären Team gehören neben den Ärzten Pflegekräfte, Krankengymnasten, Ergotherapeuten und Logopäden, Sozialarbeiter und Psychologen und das gesamte Netzwerk der ambulanten und stationären Altenhilfe. Damit nicht unzählige Helfer unkoordiniert nebeneinander und gegeneinander arbeiten, ist eine konzertierte Aktion gefordert, ein einheitliches „case management". Das geriatrische Assessment ist die Basis für diese Teamarbeit, in der nichtärztliche Berufsgruppen keineswegs nur Befehlsempfänger ärztlicher Anweisungen sind, sondern aus ihrer Fachkompetenz heraus selbständige Entscheidungen treffen müssen.

Damit der Prozeß der Langzeitversorgung nicht in mehrere Ereignisstränge zerfällt, die nur notdürftig oder nachträglich aufeinander bezogen werden, ist eine einheitliche Zielsetzung, Leitung und Koordination erforderlich. Dies ist die Aufgabe des Arztes als „captain of the treatment", wie es die angelsächsische Geriatrie formuliert.

Die Teamarbeit fordert eine kontinuierliche Kommunikation aller Beteiligten. Es obliegt dem Arzt, die Kommunikation zu leiten, Informationen zu sammeln und in ein Gesamturteil zu integrieren. Die das Assessment abschließenden Urteile sind eine quantifizierende und bewertende gesundheitliche Standortbestimmung mit Prognose und ärztlichen Therapieentscheidungen und damit die Basis für eine interdisziplinäre Planung der weiteren Maßnahmen, die der Arzt anordnen, überwachen und laufend steuern muß.

Behinderung als Schlüsselbegriff des geriatrischen Assessments

Das Langzeitmanagement von Krankheitsfolgen wird durch andere Regeln bestimmt als die Akutsituation. Es geht in erster Linie um chronische Krankheiten und bleibende Krankheits*folgen* in Form von Funktionseinschränkungen bei der Alltagsbewältigung. Nicht ein akuter, biologisch determinierter Ablauf steht im Mittelpunkt, sondern ein langfristiger multifaktorieller Prozeß, in den Persönlichkeitsfaktoren und Umweltfaktoren in sehr individueller Ausprägung verwoben sind. Krankheiten und Altersveränderungen führen dabei nicht einzeln zu jeweils separaten Behinderungen, sondern treten miteinander in dynamische Wechselwirkungen. Die Einschränkung der Selbständigkeit im Alltag ist die gemeinsame Endstrecke von multiplen akuten und chronischen Krankheiten und altersassoziierten Veränderungen. Neben den Begriff „Krankheit" als fachliche Klassifizierung der gesundheitlichen Probleme tritt der Begriff „Behinderung" als Folge von angeborenen oder erworbenen Schädigungen.

Zur Kennzeichnung geriatrischer Patienten genügt also nicht nur die vielzitierte Multimorbidität (gleichzeitiges Vorliegen mehrerer Krankheiten). Kennzeichen geriatrischer Patienten ist unabdingbar auch die *Mehrfachbehinderung*. Sie darf bei der Charakterisierung geriatrischer Patienten nicht ausgelassen werden, da sie dem Kennzeichen „Multimorbidität" entscheidende Dimensionen hinzufügt.

Behinderung kann definiert werden als nicht nur vorübergehender regelwidriger körperlicher oder geistiger Zustand mit Funktionseinschränkungen auf der Ebene der Alltagsfähigkeiten, die zu sozialen Beeinträchtigungen führen. Der Begriff wird von der WHO in drei Ebenen aufgeteilt (Abb. 1):

impairment = körperliche oder seelische Strukturschädigungen und Funktionsdefizite auf Organebene

disability = Funktionseinschränkungen (Fähigkeitsstörungen) auf personaler Ebene (Alltagsfunktionen)

handicap = soziale Beeinträchtigungen.

Diese Kategorien bilden einen Bezugsrahmen, der über den organmedizinisch orientierten nosologischen Ansatz hinausgeht. Die ICD (International Classification

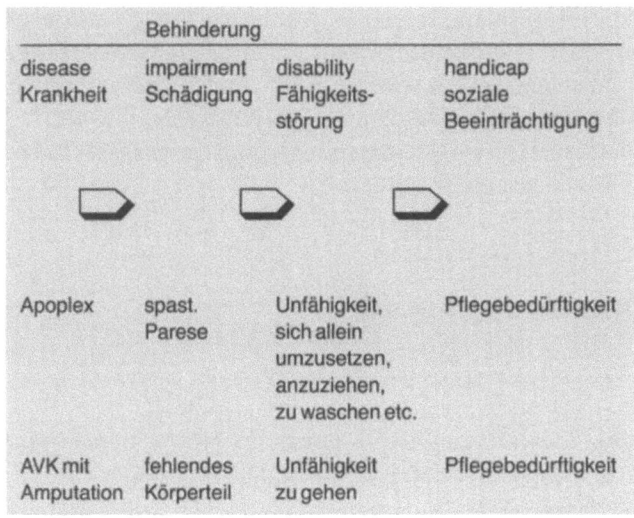

Abb. 1. Drei Ebenen der Behinderung nach der WHO-Konzeption

of Diseases) ist das offizielle Verzeichnis der Organdiagnosen. Allein auf der Grundlage seiner Einteilungen sind die anstehenden Entscheidungen der Langzeitversorgung aber nicht zu treffen. Die Einteilung der Diagnosen nach einzelnen Krankheitsentitäten (nosologische Diagnostik), wie sie in der ICD geschieht, liefert keine Hinweise, wie sich eine Krankheit auswirkt, welche pflegerische Hilfe ein Patient benötigt und welche Interventionen angezeigt sind.

Die Weltgesundheitsorganisation hat der ICD deshalb die ICIDH (International Classification of Impairments, Disabilities and Handicaps) an die Seite gestellt. Dieser Katalog bezieht sich auf *Krankheitsfolgen* und versucht die Auswirkungen von Krankheitsfolgen auf die Fähigkeiten des Patienten im Alltag und in seinem Umfeld zu kategorisieren. An ihm muß sich ein geriatrisches Assessment orientieren.

Das spezifische Merkmal des geriatrischen Patienten ist seine reduzierte oder bedrohte Alltagskompetenz, also seine verminderte Fähigkeit, sich in einem bestimmten personellen und materiellen Umfeld selbstständig zu versorgen. Im Hinblick auf die zentrale Bedeutung von Pflege kann die Situation auch als Einschränkung des Selbstpflegepotentials beschrieben werden.

Alltagskompetenz kann definiert werden als Wechselwirkung zwischen Fähigkeiten des Patienten und Anforderungen durch die Umgebung. Die funktionelle Selbstständigkeit bei den Alltagsaktivitäten muß dabei im Bezug zum personellen und materiellen Umfeld gesehen werden. Deshalb gehört die Analyse der Lebensumgebung zum Assessment.

Funktionsdefizite eines Patienten wirken sich in einem adäquat gestalteten Umfeld weniger stark auf die selbständige Lebensführung aus als unter funktionell ungünstigen Lebensumständen. So schafft z.B. eine barrierefreie Wohnung mit modernen Kommunikationsmitteln und einem großen, rollstuhlbefahrbaren Bade- und Toilettenraum bessere Bedingungen für Selbständigkeit als eine kleine Altbauwohnung mit schmalen Türen und einer Toilette auf der Zwischenetage.

Es geht um eine objektive Erfassung und nachvollziehbare Bewertung des Geflechts, das Krankheiten, Behinderungen, individuelle Ressourcen und Umweltfaktoren miteinander bilden. Dabei ist eine Zusammenschau von ätiologischer Verursachung, Zeitachse und funktionellem Status nötig. Geriatrische Diagnostik bemüht sich um eine Verknüpfung von nosologisch formulierter Ursache und funktionellen Auswirkungen. Die Berücksichtigung der Zeitachse wird zu einem Kernpunkt. Ein Funktionsdefizit (z.B. eine spastische Parese mit der Unfähigkeit, selbständig aufzustehen und zu gehen) hat je nach zeitlichem Abstand zum verursachenden Akutereignis eine unterschiedliche Bedeutung. Die Prognose des Funktionsdefizit ist abhängig vom zeitlichen Abstand zwischen Ursache und Folge.

Funktionsdiagnostik

Die geriatrische Diagnostik besitzt einen charakteristischen Schwerpunkt in der Funktionsdiagnostik. Damit ist nicht nur die Diagnostik der Organfunktionen gemeint, sondern zusätzlich eine objektiv nachvollziehbare, quantifizierende Erfassung (Messung) der Alltagsfunktionen. Dies sind die Aktivitäten des tägliche Lebens wie z.B. essen, sich an- und ausziehen, sich waschen, aufstehen, gehen sowie weitere Stufen der Lokomotion und die Kontrolle der Auscheidungsfunktionen.

Die Tätigkeiten und Fähigkeiten, die eine selbständige Lebensführung ermöglichen, werden mit alltagssprachlichen Ausdrücken beschrieben, die nicht scharf definiert sind und sehr unterschiedlich verstanden werden können. Spricht man noch von "gehen", wenn jemand von ein oder zwei Helfern gestützt werden muß? Wo hört „gehen" auf und beginnt ein „geschleppt werden"? Gehört die mundgerechte und temperaturgerechte Vorbereitung von Nahrung und Getränken zu dem Vorgang, den man mit „essen" meint? Wie werden die einzelnen Stufen der Lokomotion (gezielte Ortsbewegung) oder der Körperhygiene unterschieden?

Um Alltagsvorgänge intersubjektiv nachvollziehbar und quantitativ beschreiben zu können, müssen sie „operationalisiert" werden. Dieser Fachterminus meint den methodischen Vorgang, zu Zwecken einer objektiven Messung einen Begriff dadurch zu definieren, daß man die „Operationen" beschreibt, die man bei der Messung durchführt. Als Beispiel zur Erläuterung der Operationalisierung kann der Begriff „Hunger" benützt werden. Was ist darunter zu verstehen, wenn gesagt wird, daß Hunger psychische Vorgänge beeinflußt? Wenn man nun „Hunger" definiert als „24 Stunden Nahrungsentzug", ist der

Status von Versuchspersonen nachvollziehbar beschrieben. Man hat dann den Begriff „Hunger" operationalisiert. Dieser Vorgang ist unumgänglich, wenn Alltagsbegriffe in meßtechnischen Zusammenhängen benützt werden sollen.

Die Notwendigkeit solcher Operationalisierungen wird deutlich, wenn das Pflegeversicherungsgesetz zum Zwecke einer abgestuften Versicherungsleistung die Pflegebedürftigkeit graduieren (d.h. nach „leicht" und „schwer" in Stufen einteilen) will.

Das Pflegeversicherungsgesetz ist eine Antwort der Gesellschaft auf die demographische Entwicklung mit ihrer unvermeidlichen Zunahme der Anzahl alter Menschen, die krankheits- und altersbedingt in ihrer Selbständigkeit eingeschränkt sind. Die gesundheitspolitische Landschaft ist durch die Einführung dieses Gesetzes nachhaltig verändert worden. Jetzt ist von Gesetz wegen eine Ausweitung ärztlicher Diagnostik auf die Alltagsfunktionen nötig.

Die Geriatrie hat aus der angelsächsischen Pflegeforschung das Konzept der „activities of daily living" (ADL) übernommen. In der ADL-Diagnostik wird graduierend erfaßt, wie stark die Selbständigkeit des Patienten im Alltag eingeschränkt ist. Eine Verlaufskontrolle, die Merkmale einheitlich definiert und Schweregrade unterscheidet, ist Voraussetzung für eine rationale Planung und kontinuierliche Steuerung von Interventionen.

Stufen des Assessments

Das Assessment kann formal eingeteilt werden in folgende Schritte:

1. Sammlung von Informationen
2. Interpretation und Bewertung der Daten
3. Zielfestlegung
4. Interventionsplanung
5. Evaluation des Verlaufs.

Die ADL-Diagnostik gehört zum ersten deskriptiven Schritt, bei dem in normierter Einteilung und Graduierung Meßwerte gesammelt werden. Diese dienen als Grundlage der zusammenschauenden Bewertung im zweiten Schritt. Bei diesem Diagnoseschritt wird die Ätiologie (verursachender Prozeß) in Bezug gesetzt zum Funktionsdefizit und die Bedeutung des Befundes für die Gesamtsituation eingeschätzt. In einem dritten Schritt folgt im Dialog mit dem Patienten und seinen Angehörigen eine Zielfestlegung, die so konkret ist, daß sie Therapieplanung und Verlaufskontrolle ermöglicht. Im Gegensatz zur Akutsituation mit ihrem biologisch determinierten Ablauf ergibt sich in der Langzeitbetreuung und Rehabilitationsplanung das konkrete Ziel nicht von selbst, sondern ist abhängig von der Prognose sowie der individuellen Lebensplanung und muß in einem Dialog und kontinuierlichen Prozeß mit den Beteiligten erarbeitet werden.

In einem vierten Schritt werden Interventionen geplant und verordnet. Die kontinuierliche Evaluation des Verlaufs als fünfter Schritt ist nötig, wenn der gesamte Prozeß rational gesteuert werden soll.

Ziele des Assessments

Allgemein ausgedrückt ist das Ziel des Assessments die fachlich begründete Entscheidungsfindung. Die Gestaltung eines Assesments in Aufbau und Ablauf ist abhängig von den Entscheidungen, die in einer konkreten Situation zu treffen sind.

Folgende Entscheidungsbereiche können unterschieden werden:

1. medizinisch-nosologische Maßnahmen
2. Rehabilitation
3. Plazierung (Wo will/kann/soll der Patient leben?)
4. Hilfsmittelversorgung und Wohnungsadaptation
5. Art und Umfang der erforderlichen Pflege und anderer Unterstützungsmaßnahmen.

Zu den medizinisch-nosologischen Maßnahmen

Bei den multimorbiden und mehrfachbehinderten geriatrischen Patienten sind die Entscheidungen zur ärztlichen Therapie oft nicht aus den Kriterien eines ärztlichen Fachgebietes allein zu treffen. Diagnoseverfahren und Therapien werden risikoreicher mit dem Alter, die Relation zwischen Aufwand, Risiko und Nutzen wird ungünstiger, die Vielfalt gesundheitlicher Einschränkungen führt zu komplexen Wechselwirkungen.

Das Assessment enthält eine fächerübergreifende Zusammenschau der medizinischen Maßnahmen.

Je schwerer betroffen und je weniger „heilbar" ein Patient ist, umso eher stellt sich die Frage, ob prinzipiell durchführbare medizinische Maßnahmen noch eingesetzt werden sollen, zumal wenn nur noch eine begrenzte Lebenszeit zu Verfügung steht. Der rational verantwortete und offen begründete Verzicht auf diagnostische und therapeutische Aktivitäten ist eine schwer zu lösende Aufgabe, die wenig wissenschaftlich untersucht ist und für die wenig Entscheidungshilfe in der medizinischen Literatur zu finden ist. Verzicht auf medizinische Aktivität darf nie aufgrund des Alters allein erfolgen, sondern muß Funktionszustand, Prognose und Lebensplanung miteinbeziehen. Ethische Entscheidungen benötigen eine fachliche Basis in Form von Risikoabschätzung und quantifizierender Prognose.

Zur Rehabilitation

Rehabilitation als Rückführung zu einer möglichst selbständigen Lebensführung in einem selbstgewählten Umfeld ist eine Kardinalaufgabe der Geriatrie. Geriatrie besteht zwar nicht ausschließlich aus Rehabilitation, aber ohne Rehabilitation hätte die Geriatrie den organmedizinisch definierten Fächern wenig hinzuzufügen.

Das Assessment muß begründete Aussagen machen zu Rehabilitationsbedarf, Rehabilitationsfähigkeit, Rehabilitationswilligkeit, Rehabilitationszielen und Rehabilitationsaussichten.

Im Assessment wird entschieden, ob Rehabilitation angezeigt ist, ob stationäre Rehabilitation erforderlich ist oder ambulante Rehabilitation ausreicht, wie lange rehabilitiert wird und welche Rehabilitationsmaßnahmen im einzelnen angezeigt sind.

Zur Plazierung

Der Begriff „Plazierung" ist eine Kurzformel für die Frage, wo ein Patient leben will, leben kann oder aus fachlichen Gründen leben sollte. Funktionsdefizite schränken die Lebensmöglichkeiten ein. Wenn ein Patient nicht mehr ohne fremde Hilfe leben kann, muß er sein Lebensumfeld mit den Helfern abstimmen. Der Bedarf an fremder Hilfe und ihre Verfügbarkeit am gewählten Lebensort gehören in diesen Fragenkomplex. Patienten und ihre Helfer dürfen mit diesen Entscheidungen nicht allein gelassen werden. Sie haben Anspruch auf fachliche Beratung, bei der ärztliches und pflegerisches Wissen koordiniert angeboten wird. Daß diese Entscheidungen nicht über den Patienten hinweg gefällt werden dürfen, ergibt sich aus dem Autonomieanspruch jedes Patienten, auch wenn dieser kognitiv eingeschränkt ist. Auch die Entscheidung über eine juristische Betreuung nach dem Betreuungsgesetz gehört in diesen Zusammenhang. Wenn ein Patient in unkorrigierbarer Fehleinschätzung seiner eigenen Möglichkeiten Entscheidungen fällt, die gefährliche Konsequenzen für ihn selbst oder seine Umgebung haben, muß erwogen werden, seine Selbstbestimmung nach den geltenden moralischen und juristischen Regeln zu beschneiden.

Zwar wird die Vermeidung stationärer Altenhilfe, also die Vermeidung des Pflegeheimes, von vielen Patienten und professionellen Helfern als generelles Ziel gesehen, doch muß auch die Möglichkeit gesehen werden, als Ziel eine innere Zustimmung zum Pflegeheim erreichen zu wollen und den richtigen Zeitpunkt zu wählen, selbständiges Wohnen aufzugeben. Dabei sind auch Sonderformen wie das betreute Wohnen in die Überlegungen miteinzubeziehen.

Zu Hilfsmittelversorgung und Wohnraumadaptation

Der Einsatz von Hilfsmitteln beeinflußt die funktionelle Entwicklung. Wer zu früh oder zu lange ins Bett gelegt oder in einen Rollstuhl gesetzt wird, wer zu früh rein passiv mit Liftern umgesetzt wird, verliert Selbständigkeit. Wer einen falschen Rollstuhl oder eine funktionell ungünstige Gehhilfe erhält, nimmt ebenfalls Schaden. Hilfsmittelversorgung verlangt eine sorgfältige Indikationsstellung, eine differenzierte Auswahl und Anpassung. Es gibt so wenig einen Einheitsrollstuhl wie es ein Einheitsherzmedikament gibt.

Wenn Hilfsmittel und Wohnraumadaptation Eigenaktivität bremsen, verkümmern die entsprechenden Fähigkeiten. Das technisch Machbare ist nicht immer das funktionell Günstige. Hilfsmittelverordnung und Wohnraumadaptation müssen eingebettet sein in ein übergreifendes Rehabilitations- und Pflegekonzept.

Zu Art und Umfang der verordneten Pflege

Auch Pflege bedarf der Indikationsstellung und Einbettung in ein umfassendes Langzeitkonzept. Hier gilt analog zu den Erörterungen über Hilfsmittel, daß eine unnötig weitgehende Übernahme von Aktivitäten durch die Pflegenden zur „erlernten Hilflosigkeit" führt. Das Gefühl, keine Kontrolle mehr über die eigenen Handlungen zu haben, ist auf Dauer negativ für das Selbstbild, die Motivation zur Selbständigkeit und die eigenen funktionellen Möglichkeiten.

In diesem Bereich sind besonders die psychodynamisch begründeten wechselseitigen Abhängigkeiten von pflegenden Angehörigen und Patienten zu bedenken. Im Alter gibt es bei Pflegebedürftigkeit den nachfühlbaren Impuls, komplett in die Rolle des hilflosen Greises oder der hilflosen Greisin zu schlüpfen. Der Wille zur oft mühevollen Selbständigkeit kann keinesfalls immer vorausgesetzt werden, er kann auch nicht immer wachgerufen und verstärkt werden. Oft brauchen pflegende Angehörige die Aufgabe der pflegerischen Versorgung als Sinngebung ihres Lebens. Intensiv einen nahestehenden Menschen zu versorgen, entspricht unseren kulturell geprägten Idealen und wird von der Umgebung eingefordert. Die Pflege eines Menschen, mit dem man viele Lebensjahre verbracht hat, kann als zutiefst sinnvolle Aufgabe erfahren werden, auch wenn sie mit großen physischen und psychischen Belastungen verbunden ist. Solche Systeme sind stabil und oft nicht zu beeinflussen; sie sind bei der Planung von Rehabilitation und Pflege zu berücksichtigen.

Die Gestaltung der pflegerischen Versorgung ist keinesfalls immer eine Selbstverständlichkeit, die sich aus dem bloßen funktionellen Pflegebedarf ergibt. Auch der Gesichtspunkt „viel hilft viel" führt sich leicht ad absurdum. Wenn mehrfach am Tag ein Mitarbeiter der

Sozialstation kommt, dazu vielleicht Nachbarschaftshilfe, Haushaltshilfe durch Angehörige oder Nachbarn erfolgt, Essen auf Rädern geliefert wird, vielleicht noch der Reha-Berater der Krankenkasse vorbeischaut, ergibt sich schnell eine belastende Situation, in der für den Patient wenig selbstbestimmter Raum bleibt. Es erscheint sinnvoll, vom „Pflegedesign" zu sprechen, das differenziert auf den Einzelfall „zugeschnitten" werden muß. Dies verlangt vom koordinierenden Arzt Wissen um den Funktionsstatus und die Psychodynamik der Familie sowie die fachlichen Anforderungen der Pflege.

Assessmentwerkzeuge

Ein Assessment besteht im ersten Schritt der Datensammlung aus einer Zusammenstellung von verschiedenen Meßverfahren. Diese werden auch Assessmentinstrumente oder Assessmentwerkzeuge genannt. Es handelt sich um Skalen, Fragebögen, psychopathometrische Meßverfahren und Testverfahren, die jeweils ein bestimmtes Merkmal prüfen und in seinem Ausprägungsgrad messen.

In der Akutmedizin gibt es mit der Skala der New York Heart Association der Herzinsuffizienz (NYHA I bis IV) oder der Stadieneinteilung der AVK nach Fontaine (Stadium 1 bis 4) Beispiele für solche Skalen, die die funktionellen Auswirkungen von Krankheiten beschreiben und eine Abschätzung des Schweregrades ermöglichen.

Das vorliegende Assessment enthält eine Auswahl von Instrumenten, die sich in der geriatrischen Diagnostik bewährt haben.

Der resultierende Meßwert dieser Instrumente ist aber noch nicht das Ergebnis des Assessments. Aus keinem Summenscore oder Skalenwert ergibt sich in einem blinden Automatismus die gewünschte Antwort. Wenn ein Meßverfahren ein Ergebnis erbracht hat, ist damit die eigentliche Frage noch nicht entschieden, was dieses Meßergebnis für einen bestimmten Patienten in seiner Lebenssituation bedeutet.

Die Meßverfahren schaffen lediglich eine normierte Ausgangslage für die Zusammenschau der Ergebnisse. Aus der beschriebenen Vielfalt (Multidimensionalität) der Probleme und Ressourcen ergibt es sich, daß kein Universalinstrument verfügbar ist, das die Kernfragen des Assessments global beantwortet.

In der geriatrischen Praxis und Literatur gibt es eine kaum überschaubare Fülle von Meßinstrumenten, aus der je nach diagnostischer Situation und Fragestellung geeignete Verfahren ausgewählt werden müssen.

Geriatrisches Assessment ist ein vielschichtiges Unternehmen mit unterschiedlichen Zielen. Ein Assessment kann z.B. als Screeninginstrument verwendet werden, mit dem Risikogruppen in einer unselektierten Bevölkerung identifiziert werden sollen. Dann hat es eine andere Zusammenstellung als ein umfassendes Assessment zur Planung und Evaluation einer Rehabilitation. Aus den zu treffenden Entscheidungen ergeben sich Detailliertheitsgrad, Umfang und Zusammensetzung des Assessments. In diesem Sinne bezeichnet der Begriff Assessment eine „Werkzeugkiste", in der je nach Zielsetzung verschiedene Werkzeuge mit jeweils unterschiedlichen Stärken und Schwächen liegen. Und wie einmal polemisch formuliert wurde: Die Güte eines Hammers entscheidet nicht darüber, ob man den Nagel auf den Kopf trifft. Das vorliegende Assesment soll dazu dienen, unter ambulanten Bedingungen die Indikation zur Rehabilitation zu stellen und ambulante Rehabilitation zu planen und zu evaluieren.

Die meßtechnischen Stärken und Schwächen eines Instruments werden durch die Testgütekriterien beschrieben, das sind vor allem Validität, Reliabilität, Sensibilität und Praktikabilität.

Meßwerte sollen

- valide sein: Das Verfahren mißt das, was wirklich gemessen werden soll.
- reliabel sein: Das Meßergebnis ist zuverlässig auch bei Meßwiederholung oder bei paralleler Durchführung der Messung durch einen anderen Beurteiler.
- sensibel sein: Das Meßverfahren ist empfindlich genug, die relevanten Veränderungen abzubilden.
- praktikabel sein: Das Meßverfahren ist bei gegebenen personellen, zeitlichen und materiellen Ressourcen durchführbar.

Werturteile im Assessment

Ein Assessment beinhaltet immer klinische Werturteile. Das „factum purum" ist kein verwertbares Ergebnis, sondern erst seine Einordnung in einen ätiologischen, prognostischen und therapeutischen Gesamtzusammenhang ist ein sinnvolles Assessmentergebnis. Bei der Menge der zu untersuchenden Merkmale und ihren vielfältigen Interaktionen ergibt sich oft ein hochkomplexes, sehr individuelles Gesamtbild. Körperliche, psychische und soziale Fakten interferieren mit den Entscheidungen des Patienten und seiner Angehörigen. Diese Komplexität und Abhängigkeit von personalen Entscheidungen ist der unvermeidbare Preis, der dafür zu bezahlen ist, daß die Beschränkung auf die Pathophysiologie eines Organsystems überwunden werden soll. Objektive Fakten und subjektive Bewertungen durch Untersucher und Patienten sind aufeinander zu beziehen, wobei keine statischen Verhältnisse herrschen, sondern ein dynamischer Prozeß abläuft, in dem heute falsch sein kann, was gestern noch richtig und stimmig war.

Um den diagnostischen Prozeß nachvollziehbar zu machen, ist eine klare Trennung in Datensammlung und

Datenbewertung anzustreben. Dieses Ideal ist nicht immer zu erreichen. Wahrnehmungsprozesse und Urteilsbildung laufen nicht in säuberlich getrennten Schritten ab. Bereits die Wahrnehmung ist geprägt durch Vorerfahrungen und Einstellungen, das Prinzip „Selektion" beherrscht generell alle kognitiven Vergänge. Beispiele, bei denen dieser Gesichtspunkt eine Rolle spielt, sind die Stellungnahmen zu Kooperationsfähigkeit, Versorgungsanspruch, inaktivierender Überversorgung und Regression. Sämtliche Begriffe sind unverzichtbar in einem geriatrischen Assessment, da sie den Rehabilitationsverlauf entscheidend bestimmen. Bei diesen komplexen Konstrukten sind aber quantifizierende Meßverfahren entweder nicht verfügbar oder nicht unbedingt der Gesamtbeobachtung der Verhaltens überlegen. Es bleibt also ein großer Raum für globale „klinische" Beurteilungen.

Ein Assessment darf Begriffe nicht deshalb ausklammern, weil sie nur schwer objektiv zu messen sind. Der methodische Gewißheitsgrad entscheidet nicht über den Rang eines Befundes im Gesamtzusammenhang. Wenn das Urteil über einen bestimmten Sachverhalt zur Entscheidungsfindung nötig ist, aber keine methodisch abgesicherte Informationsquelle zur Verfügung steht, ist das klinische Urteil des verantwortlichen Arztes entscheidend, das sich auf den Erfahrungsaustausch im Therapeutischen Team stützt. Der Teamprozeß ist dabei ein Schutz vor subjektiver Willkür, eine ständige Schulung der eigenen Kenntnisse und ein wirkungsvolles Korrektiv der persönlichen Erfahrung. Er verhindert, daß Erfahrung ein anderer Name für die eigenen Fehler wird, wie in Anlehnung an einen Aphorismus von Oscar Wilde formuliert werden kann.

Manche Items (Unterpunkte einer Skala) des vorliegenden Assessments enthalten klinische Globalurteile, die methodisch die angegebenen Probleme haben, die aber in der Entscheidungsfindung unvermeidbar sind. Einige Items haben nicht die Funktion, reproduzierbar zu messen, sondern beanspruchen lediglich, das integrierende Globalurteil des Untersuchenden abzufragen oder einen Problembereich auszumachen, der weitere Untersuchungen erfordert (Screening-Funktion).

Wir entschieden uns bewußt gegen ein geschlossenes Assessmentsystem, das jedes Merkmal nach einem einheitlichen Schema und nach gleicher Skaleneinteilung beurteilt. Die einzelnen Merkmale sind zu unterschiedlich, als daß sie nach einem einheitlichen Schema gemessen werden könnten. Besonders die Graduierung (Einteilung in Ausprägungsstufen) muß die Besonderheiten des zu messenden Merkmals berücksichtigen. Eine Skaleneinteilung, die für ein Merkmal gut geeignet ist, kann bei einem anderen zu grob oder zu fein abgestuft sein.

Die Autoren haben aus einer Reihe bewährter Instrumente diejenigen ausgesucht und zusammengestellt, mit denen sie selbst hinreichende Erfahrungen haben, die für die aktuelle Fragestellung der ambulanten Rehabilitation am besten geeignet erschienen und die möglichst umfangreich mit anderen verbreiteten Assessmentverfahren übereinstimmen. Bewußt wurde eine möglichst weitgehende Übereinstimmung mit den Assessmentverfahren angestrebt, die von T. Nikolaus und N. Specht-Leible (Das geriatrische Assessment, München 1992) sowie der Arbeitsgruppe Geriatrisches Assessment (Geriatrisches Basisassessment, München 1995) veröffentlicht wurden. Es gibt aber kein für alle verbindliches Einheitsassessment, eine Uniformität paßt nicht zu den verschiedenen Zusammenhängen, in denen geriatrische Diagnostik abläuft. Ein gemeinsames Set an Assessmentwerkzeugen nützt aber der Vergleichbarkeit von Ergebnissen.

Viele Meßverfahren haben den Nachteil, eine momentane Situation widerzuspiegeln und damit die Fluktuationen und Variationen der untersuchten Merkmale im Alltag nicht abzubilden. Die Leistungen in einer Testsituation sind aber beim geriatrischen Patienten oft nicht repräsentativ für sein übliches Alltagsverhalten. Deshalb sollte ein Assessment auch die Stellungnahme der professionellen Helfer enthalten, die den Alltag häufig beobachten. Das sind vor allem die Pflegedienstmitarbeiter, die vergleichsweise die meiste Zeit mit den Patienten verbringen und mit ihren beruflichen Aufgaben besonders dicht am Zielgebiet des Assessments arbeiten, nämlich der eingeschränkten Selbständigkeit. Die Zusammenarbeit zwischen Arzt und Pflege ist deshalb von großer Bedeutung. Gerade die Entwicklung und Weiterentwicklung von Assessmentverfahren sollte nicht ohne Rückkoppelung mit der in Deutschland anlaufenden Pflegeforschung geschehen.

Ambulante geriatrische Rehabilitation im Kontext der medizinischen Versorgung geriatrischer Patienten

Angesichts der demographischen Entwicklung ist die Anpassung der vorhandenen Versorgungsstrukturen an die gesellschaftlichen und individuellen Erfordernisse der geriatrischen Patienten unumgänglich. Angestrebt werden muß ein schlüssiges, abgestuftes Konzept, in dem die geriatrischen Beurteilungs- und Bewertungskriterien in den verschiedenen Versorgungsstufen weitgehend identisch oder kompatibel sind. Dies ist besonders an den Schnittstellen wichtig, also am Übergang vom stationären in den ambulanten Bereich oder am Übergang Akutbehandlung – Rehabilitation.

Im Sozialgesetzbuch ist der gesellschaftspolitische Anspruch „Rehabilitation vor Pflege" niedergelegt. In den letzten Jahren wurden bundesweit verstärkt und erfolgreich Anstrengungen unternommen, den stationären Bereich der spezifischen geriatrischen Rehabilitation auszubauen. In Baden-Württemberg wurden 1993 erste konkrete Schritte eingeleitet, die Versorgungslücke im

Bereich der ambulanten geriatrischen Rehabilitation sukzessive zu schließen. In einer konzertierten Aktion zwischen den Verbänden der gesetzlichen Krankenversicherungen, den kassenärztlichen Vereinigungen und Geriatrischen Rehabilitationskliniken des Landes, Vertretern des Medizinischen Dienstes der Krankenkassen und dem Ministerium für Arbeit, Gesundheit und Sozialordnung Baden-Württemberg als „Schrittmacher" wurde die Konzeption „Ambulante geriatrische Rehabilitation" für einen Modellversuch entwickelt und verabschiedet.

Der Modellversuch hat am 1. 2. 1996 begonnen. Er hat das Ziel, Angebote für ambulante geriatrische Rehabilitation zu initiieren und implementieren. Man stützt sich dabei auf das Sozialgesetzbuch XI und das Pflegeversicherungsgesetz und will die Voraussetzungen für den gesetzlich festgelegten Anspruch auf ambulante Rehabilitation schaffen. Die Konzeption geht von einer Schätzung aus, daß ca. 20 % der rehabilitativen geriatrischen Versorgung im ambulanten Bereich erbracht werden kann.

In der Konzeption werden folgende *Zielgruppen* für die ambulante geriatrische Rehabilitation genannt:

- Patienten, deren Gesundheitszustand nach einer Krankenhausbehandlung so stabil ist, daß sie nachhause entlassen werden können, wenn die Angehörigen in der häuslichen Umgebung fachgemäß angeleitet und die Patienten den individuellen Bedingungen entsprechend rehabilitiert werden können.

- Patienten, die nach einem Aufenthalt in einer stationären Rehabilitationseinrichtung konsequent in der häuslichen Umgebung weiterbehandelt werden müssen, um den Rehabilitationserfolg zu sichern oder auszubauen.

- Patienten, die vorübergehend nach Hause entlassen werden können, bis ein Platz in einer Rehabilitationsklinik vorhanden ist, und bei denen durch eine „Übergangsrehabilitation" diese Zeit aufbauend genutzt werden kann, damit nicht durch eine längere Wartephase eine negative Entwicklung eintritt.

- Patienten, die nach einer längeren schweren Krankheit konstitutionell und gesundheitlich so stabil sind, daß eine ambulante geriatrische Rehabilitation ausreicht, um den Eintritt von Pflegebedürftigkeit zu verhindern oder Pflegebedürftigkeit zu vermindern (vgl. Paragraph 11 Abs. 2 SGB V).

Stellenwert des geriatrischen Assessments im Rahmen der ambulanten Rehabilitation

Für Leistungen der ambulanten geriatrischen Rehabilitation kommen nach dieser Konzeption Patienten in Betracht, die rehabilitationsbedürftig, rehabilitationsfähig und rehabilitationsbereit sind. Es obliegt einem geriatrisch qualifizierten Arzt, nach Durchführung eines Eingangsassessments die Indikation zu stellen und den zuständigen Kostenträger über ein (in Baden-Württemberg einheitlich geregeltes) Antragsverfahren zur Kostenübernahme zu veranlassen.

Aufgrund der Ergebnisse des Eingangsassessments wird ein Rehabilitationsplan erstellt, in dem Rehabilitationsziel, Art, Ausmaß und Häufigkeit der ärztlichen und nichtärztlichen Therapiemaßnahmen festgelegt werden.

In einem Zwischenassessment wird die Annäherung an das Rehabilitationsziel untersucht, es werden gegebenenfalls Anpassungen der Rehabilitationsziele und des weiteren Rehabilitationsverlaufes vorgenommen.

In einem Abschlußassessment wird das Ergebnis der Rehabilitation beurteilt und dokumentiert, und zwar aus Sicht des Therapeutischen Teams und aus Sicht des Patienten. Das Rehabilitationsergebnis und eventuell indizierte weitere Maßnahmen werden an weiterversorgende Stellen weitergeleitet.

Eingangs-, Zwischen- und Abschlußdiagnostik entsprechen dem hier vorgestellten ambulanten geriatrischen Assessment.

Zur Entstehung dieses Assessments

Das vorliegende Assessment blickt auf eine dreistufige Entstehungsgeschichte zurück. In der ersten Stufe hat das Ministerium für Arbeit, Gesundheit und Sozialordnung Baden-Württemberg die Leitenden Ärzte der 1993 bereits arbeitenden geriatrischen Rehabilitationskliniken zu einer Arbeitsgruppe „Geriatrisches Reha-Assessment" zusammengefaßt. Die Namen der Mitwirkenden sind im Anhang aufgeführt.

Diese Arbeitsgruppe hat unter Mitwirkung des Medizinischen Dienstes der Krankenkassen und Kollegen aus der Akutmedizin einen Anmeldebogen erarbeitet, der den Übergang vom Akutbereich oder ambulanten Bereich in die stationäre geriatrische Rehabilitation landesweit einheitlich gestalten soll (Anmeldebogen siehe Anhang).

Dabei wurde eine kategoriale Entsprechung der geriatrischen Diagnostik zwischen den verschiedenen Stufen des Gesundheitssystems angestrebt, um eine Evaluation der Patientenlaufbahn zu ermöglichen. Akutmedizinischer, rehabilitativ-geriatrischer und ambulanter Bereich sollen die Beurteilungssysteme und Sprachregelungen kompatibel und vergleichbar gestalten, um die Kommunikation zu verbessern und die Schnittstellenprobleme bewältigen zu können.

Aus dieser Arbeitsgruppe entwickelte sich eine Multicenter-Studie der stationären geriatrischen Rehabilitation, die von der unten aufgeführten Arbeitsgruppe ausgearbeitet und durchgeführt wird (siehe Adressenangaben und Untersuchungsbogen der Multicenter-Studie in der Anlage). Eine Pilotstudie mit 100 Patienten wurde 1994 durchgeführt und belegte die Praktikabilität und Auswertbarkeit der verwendeten Meßinstrumente. Im Mai 1995 begann die auf 600 Patienten konzipierte Studie in den geriatrischen Rehabilitationskliniken Esslingen, Heidelberg, Konstanz/Allensbach, Ludwigsburg, Sinsheim/Hockenheim und Welzheim. Die Ergebnisse liegen bereits vor und werden zur Zeit ausgewertet.

Das Assessment, das in der Multicenter-Studie verwendet wurde, war für die wissenschaftliche Auswertung der stationären Rehabilitation konzipiert und setzte die üblichen Strukturen und Diagnoseschritte der stationären geriatrischen Rehabilitation voraus. Die Verfasser des vorliegenden Assessments haben das für die Studie konzipierte Assessment als Basis zugrunde gelegt und um Items erweitert, die für den Einsatz im ambulanten Bereich erforderlich sind.

Wir haben, wie oben theoretisch begründet, den klinischen Globalurteilen breiten Raum eingeräumt, weil dies dem Alltag ambulanter ärztlicher Arbeit entspricht. Die kontinuierliche, fachliche Begegnung mit dem Patienten ist eine unverzichtbare Erkenntnisquelle und sollte gerade in der geriatrischen Diagnostik Platz finden, wo komplexe Wechselwirkungen ablaufen, die sich in keinem einzelnen Meßinstrument erschöpfend und repräsentativ widerspiegeln.

Erläuterung zu den einzelnen Items des Assessments

Diagnostik

Diagnosen

Der ätiologische Bezugsrahmen für die rehabilitative Funktionsdiagnostik ist die Diagnose nach dem ICD-System. Die Diagnosen sind erforderlich, um im Zusammenhang mit Funktionszustand und Zeitablauf prognostische Aussagen zu machen. Sie sind außerdem erforderlich als Grundlage für medizinische Behandlungen (Medikation, Operation, andere Interventionen).

Sie haben aber in der rehabilitativen Geriatrie einen anderen Stellenwert als in der Akutmedizin. Die Diagnosen allein genügen nicht, um die gesundheitlich relevanten Probleme so zu erfassen, daß adäquate geriatrische Planung und Intervention erfolgen können. Neben den *Krankheiten* spielen *Behinderungen* als Krankheitsfolgen eine Rolle sowie *physiologische Altersveränderungen,* die die körperliche und psychosoziale Kompetenz begrenzen. Auf der Ebene einer Alltagsfunktion (z.B. gehen) fließen die Auswirkungen mehrerer Krankheiten und Altersveränderungen in einer gemeinsamen pathogenetischen Endstrecke zusammen (z.B. Arthrose + altersbedingter Kraftverlust + Visusminderung).

Das pathologische Bedingungsgefüge enthält einzelne Faktoren, die eine ätiologische und damit auch therapeutische Schlüsselfunktion haben. Die gilt es zu identifizieren. Wir suchen also die „funktionell führende Erkrankung oder Behinderung", von deren Beeinflussung der Patient am meisten profitieren kann.

Funktionell führende Diagnose(n)

Aus der Liste der Diagnosen wählt der Arzt diejenige aus, die seiner fachlichen Beurteilung nach für den eingeschränkten Funktionszustand am meisten relevant ist (Reha-Diagnose). Bezüglich der Rehabilitationsindikation ist es die Erkrankung, die den Rehabilitationsbedarf vordringlich begründet.

Die Funktionsprognose hängt in erster Linie von der verursachenden Erkrankung ab. Ganz wesentlich ist bei der Abschätzung der Prognose der Zeitabstand zwischen verursachender Erkrankung und derzeitigem Funktionszustand. Nur aus diesem Zeitablauf sind verwertbare prognostische Aussagen möglich. Deshalb muß das Datum des Akutereignisses eruiert und angegeben werden.

Tabelle 1 zeigt die Gliederung, die die „Konzeption ambulante geriatrische Rehabilitation des Ministeriums für Arbeit, Gesundheit und Sozialordnung Baden-Württemberg" für die Indikationsstellung zur ambulanten geriatrischen Rehabilitation zugrunde legt. Diese Gliederung mußte sich auf das Geriatriekonzept des Landes Baden-Württemberg vom November 1992 (s. Lit.) beziehen und spiegelt die dort angegebene Klassifizierung der Patienten nach „Haupteinweisungsdiagnosen" wieder. Diese Bindung an eine krankheitsorientierte statt an eine behinderungsorientierte Kategorisierung ist wie dargestellt aus fachlich-inhaltlichen Gründen unzureichend. Sie wird aber auch gesundheitspolitisch zu einem Problem. Das Sozialgesetzbuch fordert in Paragraph 301 SGB V vor Beginn der Rehabilitation eine Prognose über die Behandlungszeit. Dementsprechend legt die Konzeption des Ministeriums in Absprache mit den Kostenträgern Orientierungswerte für eine fallgruppenbezogene Zuordnung von Behandlungstagen vor. Die vorgelegte Einteilung der Patienten in Fallgruppen ist im Sinne der Terminologie der Gesundheitsforschung eine Bildung von *Isoressourcengruppen,* d.h. von Gruppen, die so homogen sind, daß gruppenweise eine sinnvolle Zuordnung von diagnostischen, therapeutischen und pflegerischen Ressourcen möglich ist. Die politische Brisanz ist offenkundig: Die Einteilung entscheidet (hier noch via Behandlungsdauer) über die Kostenerstattung. Ein Wei-

Tabelle 1. Indikationen zur ambulanten geriatrischen Rehabilitation nach der „Konzeption Ambulante geriatrische Rehabilitation des Ministeriums für Arbeit, Gesundheit und Sozialordnung Baden-Württemberg vom 14. 7. 94".

Für Leistungen der ambulanten Rehabilitation kommen Patienten in Betracht, die an folgenden Erkrankungen/Störungen leiden:
a) gefäßbedingte Hirnfunktionsstörungen
b) operativ versorgte Frakturen und Gelenkschäden
c) diabetische Erkrankungen
d) neurologische Erkrankungen
e) verzögerte Rekonvaleszenz nach schweren Erkrankungen
ebenso zählen dazu
f) gerontopsychiatrische Erkrankungen.

terdenken dieses Ansatzes in Richtung Behandlungspauschalen ist leicht denkbar und kann von administrativer Seite als regulativer Eingriff in die Rehabilitation benützt werden.

Um hier den administrativen Forderungen inhaltlich bestimmte Positionen entgegensetzen zu können, fehlen noch entsprechende wissenschaftliche Untersuchungen, wie sie zum Beispiel in den USA zur Ressourcenallokation der Langzeitpflege vorliegen (Schneider D. P. et al, 1988).

Das Konzept des Sozialministeriums macht allerdings einen entscheidenden Schritt weg von einer an der reinen Diagnose orientierten Einteilung hin zu einer reha-adäquaten Orientierung: Es legt zumindest für den Bereich der „gefäßbedingten Hirnfunktionsstörungen" eine funktionsbezogene Differenzierung vor. Die Gruppierung im Konzeptionspapier ist vorläufig und erfolgte *ohne Rückgriff auf konkrete Daten*. Diese Daten werden aber nach Abschluß der Multicenterstudie zur Verfügung stehen. Dann kann belegt werden, welche Patientenmerkmale z.B. die Behandlungsdauer beeinflussen und damit geeignet sind, Patientengruppen entsprechend zu differenzieren.

Formalisierung der zur Rehabilitation führenden Diagnose

Aus den genannten administrativen und gesundheitspolitischen Gründen ist eine formalisierte Angabe der zur Rehabilitation führenden Erkrankung gewünscht. Die am meisten zur Behinderung beitragende Erkrankung ist anzugeben.

Anlaß und Ziel des Assessments

Anlaß des Assessments

Das Item fragt den äußeren (formalen) Anlaß zur Durchführung des Assessments ab. Dieser kann im gesundheitlichen oder im administrativen Bereich liegen. Ein Akutereignis oder eine allmähliche gesundheitliche Verschlechterung können die Selbständigkeit des Patienten so verändern, daß eine rehabilitative Maßnahme oder eine Neuordnung der pflegerischen oder therapeutischen Situation notwendig ist. Es ist aber auch denkbar, daß ein Patient oder Angehörige auf der Durchführung eines Assessments bestehen. Administrative Gründe sind z.B. im Rahmen einer Gutachtertätigkeit möglich.

Ziel des Assessments

Ein Assessment hat eine bestimmte Zielsetzung. Die Untersuchungen und Beurteilungen beziehen sich auf die jeweilige Zielsetzung. In der Regel wird die Indikationsstellung und Evaluation einer Rehabilitation im Vordergrund stehen, aber auch andere Zielsetzungen sind möglich wie Entscheidungen zur Pflege- und Versorgungssituation oder zur bestmöglichen Plazierung.

Da gerade die Plazierung des Patienten im Spannungsfeld häusliche Versorgung versus institutionalisierte Pflege eine weitreichende und komplexe Frage ist, sind zur Beratung des Patienten und seiner Angehörigen umfassende Daten erforderlich.

Eine Hilfsmittelversorgung erfordert ebenfalls einen Gesamtüberblick über die medizinisch-nosologische und funktionelle Situation, da Hilfsmittel zur falschen Zeit oder falsch ausgewählte Hilfsmittel Funktionsverschlechterungen mit sich bringen und die Entwicklung zur Selbständigkeit bremsen können.

Weitere Angaben zu Anlaß und Ziel des Assessments

Falls in der formalisierten Abfrage Anlaß und Ziel des Assessments nicht angemessen zu kodieren sind, ist hier eine freie Formulierung möglich. Die anstehenden Entscheidungen können näher präzisiert werden.

Zielvorstellungen des Patienten und seiner Angehörigen

Bei der Planung von Rehabilitation, Plazierung und Hilfsmittelversorgung sind die Vorstellungen des Patienten und der Angehörigen einzubeziehen. Die Betroffenen selbst müssen entscheiden, in welcher Umgebung ihr weiteres Leben stattfinden soll. Auf dieses Umfeld hin muß geplant und behandelt werden.

Die Hoffnungen, Erwartungen und Einstellungen des Patienten und seiner Angehörigen beeinflussen den Rehabilitationsverlauf. Häufig treten im Bereich der Rehabilitation Spannungen zwischen der Lebensplanung der Angehörigen und den Ansprüchen des Patienten auf. Auch eine innere Ambivalenz gilt es zu bedenken: Der Wunsch nach mehr Selbständigkeit ist im Alter keinesfalls selbstverständlich. Nicht selten erhebt der geriatrische Patient innerlich Anspruch auf versorgende Pflege. Auf der verbalen Ebene werden jedoch sozial erwünschte Antworten präsentiert. Vordergründig beteuert fast jeder Patient, er möchte selbständig werden. Die Diskrepanzen zwischen den verbal geäußerten Absichten und den inneren Einstellungen werden dann im Pflegealltag sichtbar.

Eine Mißachtung dieser psychodynamischen Spannung kann das gesamte Rehabilitationsergebnis in Frage stellen. Ein naives Festhalten an der verbalen Ebene geht auch an den wahren Bedürfnissen dieser Patienten vorbei. Die nonverbalen Signale im Pflegealltag spiegeln die wirkliche Lebenseinstellung oft besser wider als die verbal geäußerten Zielsetzungen. Spätere Items werden diesen wichtigen Bereich noch näher beleuchten.

Zielformulierung auf fachlich-funktionaler Ebene

Dieser Punkt kann u.U. *nach* Durchführung des Assessments ausgefüllt werden. Von ärztlicher, pflegerischer und therapeutischer Seite aus muß eine klare Zielvorstellung im funktionalen Bereich bestehen. Es muß deutlich sein, welche Alltagsfunktionen Ziel der therapeutischen Maßnahmen sind. Das Ziel sollte quantifizierend beschrieben werden, nur so ist Erfolg oder Mißerfolg einer Rehabilitationsmaßnahme zu messen und zu beurteilen. Dabei meint Quantifizierung hier die konkrete Angabe einer Funktionsstufe, die für den Patienten in realistischer Reichweite liegt. Für die Lokomotion beispielsweise sind diese „Quantensprünge" in der entsprechenden Rubrik des Assessments aufgeführt.

Formalisierung des funktionellen Zieles

Neben der freien Formulierung des Rehabilitationszieles ist es zur gesundheitspolitischen Planung und statistischen Auswertung erforderlich, die Ziele zu gruppieren. Deshalb wird hier zusätzlich zur freien Formulierung eine Klassifizierung möglicher Ziele durchgeführt.

Die aufgeführten Zielformulierungen sind Ergebnis einer Analyse von 250 Patientenformulierungen aus der Multicenter-Studie. Offensichtlich liegen die spontan formulierten Zielsetzungen nicht auf *einer* kategorialen Ebene. Unter den spontanen Patientennennungen stehen ganz allgemeine Formulierungen („wieder gesund werden") neben Planungszielen („wieder nach Hause können", „zu Hause leben können") oder Körperfunktionen („besser gehen können"). Die Zielformulierungen hängen oft miteinander zusammen. Die Zielsetzung „Leben in Privatwohnung" setzt unter Umständen eine lokomotorische Besserung voraus.

Bei der Nennung mehrerer Ziele durch den Patienten sollte eine Rangfolge unter den Zielen festgelegt werden. Bei der Rangeinteilung aus Sicht des Patienten soll die Reihenfolge der spontanen Nennung als Rangfolge genommen werden. „Ich will wieder gehen können und meine Hand besser gebrauchen können." Hier wäre „Lokomotion" als Rang 1 zu sehen, „Besserung Arm/Hand" als Rang 2.

Bei der Zielformulierung durch den Beurteiler soll eine fachliche Gewichtung stattfinden. Beispiel: „Ich möchte auf jeden Fall zuhause wohnen und das mit dem Gehen muß besser werden. Auch meine Hand sollte wieder besser eingesetzt werden können".

Diese Zielformulierung des Patienten würde als Patientenziel „Leben in Privatwohnung" Rang 1, „Lokomotion" Rang 2, „Besserung Arm/Hand" Rang 3 bedeuten.

Die Rangfolge der Rehaziele durch den Beurteiler soll sich aus einer fachlichen Betrachtungsweise ergeben. Im Beispiel ist es denkbar, daß der Beurteiler als funktionell führendes Problem die Einschränkung der Lokomotion auf Rang 1 setzt, weil aufgrund seiner Einschätzung die Rückkehr in die eigene Wohnung im wesentlichen von dieser Funktion abhängt.

Diese komplexen Entscheidungen sind unter Umständen erst nach Durchführung des Assessments zu treffen, dann sind hier Ergänzungen oder Veränderungen nachzutragen.

Anamnese

Seit wann kennen sie den Patienten?

Klinische Beurteilungen sind fundierter, wenn der Beurteilende auf eine lange Zeit der Behandlung zurückblickt. Im Bereich der Geriatrie sind Veränderungen eines Zustands in Relation zu einem bekannten Ausgangszustand oft aussagekräftiger als punktuelle Messungen. Häufig ist der Arzt, der das Assessment durchführt, auch der betreuende Arzt (Hausarzt). Aus seiner oft langjährigen Kenntnis des Patienten und dessen Familie kann er eine Reihe von Entscheidungen zutreffender fällen als dies nach einer punktuellen Untersuchung möglich ist. Kein Testverfahren kann diese erlebte Anamnese mit ihren Vergleichsmöglichkeiten ersetzen (wohl ergänzen, aber nicht ersetzen).

Generell ist bei Testverfahren die Festlegung von Normwerten in Alterspopulationen schwieriger, da die Leistungen *inter*individuell und *intra*individuell weiter streuen als in jüngeren Altersgruppen (differentielles Altern). Auch deshalb ist die ärztliche Längsschnittbeobachtung eine wesentliche Informationsquelle, auf die nicht verzichtet werden kann.

Liegen Ihnen die medizinischen Unterlagen früherer Behandlungen vor?

Das Assessment kann auf die bereits durchgeführten medizinischen Untersuchungen nicht verzichten. Auch wenn diese Daten im Einzelfall nicht vollständig vorliegen, sollte prinzipiell angestrebt werden, Vorbefunde beim Assessment zu berücksichtigen. Dies dient nicht zuletzt der Vermeidung von Doppeluntersuchungen mit überflüssigen Risiken oder überflüssigem Aufwand. Dadurch wird auch vermieden, daß wesentliche medizinische Fakten, die in der Vorgeschichte bereits festgestellt wurden, in der Querschnittsuntersuchung des Assessments übersehen werden. Zu diesen Unterlagen gehört auch die Dokumentation eines bereits durchgeführten Assessments, auf das selbstverständlich Bezug genommen werden muß.

Hausärztliche Behandlung

Wenn ein Assessment nicht durch den Hausarzt selbst durchgeführt wird, kann auf Einbeziehung der hausärztlichen Informationen nicht verzichtet werden. Die inhaltliche Begründung ergibt sich aus dem oben Gesagten. Zur Beurteilung dieser Daten ist es wichtig, die Kontakte zwischen Patient und Hausarzt zu erfassen.

Behandlung durch andere niedergelassene Ärzte

Was über die hausärztliche Tätigkeit gesagt wurde, gilt natürlich auch für andere ärztliche Behandlungen. Für Rückfragen und interdisziplinäre Abstimmungen sind die Namen und Telefonnummern mitbehandelnder Fachärzte erforderlich.

Stationäre oder teilstationäre Behandlungen im letzten Jahr

Die Häufigkeit stationärer Aufenthalte ist ein Indikator für die Bedrohung oder die Einschränkung des gesundheitlichen Zustandes bzw. der funktionellen Kapazität. Die Erfassung stationärer Behandlungen gehört deshalb zum Datensatz eines Assessments. Außerdem sind die stationären Behandlungen eine wichtige Informationsquelle.

Es ist oft medizinisch sinnvoll und wird auch von vielen Patienten gewünscht, neu erforderliche diagnostische und therapeutische Maßnahmen in den Krankenhäusern durchzuführen, in denen sie bereits bekannt sind.

Ambulante Rehabilitationen im letzten Jahr

Ähnlich wie bei den stationären oder teilstationären Behandlungen ist auch die Durchführung früherer ambulanter Rehabilitationen entscheidend für manche Beurteilungen. Der Rückgriff auf die Ergebnisse früherer Rehabilitationen macht das prognostische Urteil für weitere Planungen sicherer. Wenn eine Rehabilitation schon zweimal nicht zum geplanten Ziel geführt hat, stehen die Chancen für eine dritte nicht gerade besser.

Wichtige Angaben aus der ärztlichen Anamnese

Zum Assessment gehören die übliche ärztliche Anamnese und Untersuchung. Natürlich spielen die aktuellen Beschwerden eine zentrale Rolle. Die Vielfalt der möglichen Probleme macht eine Formalisierung nur sehr eingeschränkt möglich. Im folgenden werden die Punkte aufgeführt, die bei der Planung von Rehabilitation und Pflege eine besondere Rolle spielen. Unmöglich können alle relevanten Möglichkeiten erfaßt werden. Neben den formalisiert abgefragten Punkten sind in vielen Fällen individuell wichtige Daten im Freitext hinzuzufügen.

Soziale Anamnese und Pflegeanamnese

Da der geriatrische Patient im wesentlichen durch seine eingeschränkte oder bedrohte Selbstversorgung (Selbstpflege) definiert werden kann, spielt das soziale Umfeld und die Pflegesituation eine herausragende Rolle. Entsprechend ausführlich sind die Items zu diesem Bereich.

Wo befindet sich der Patient zur Zeit?

Es ist in der Geriatrie bekannt, daß die funktionellen Leistungen des Patienten abhängig sind von der Umgebung, in der er getestet wird. So ist bei manchen Patienten das funktionelle Leistungsniveau unter gewohnten Bedingungen höher als in fremder Umgebung.

Das vorliegende Assessment ist in erster Linie gedacht als Instrument ambulanter geriatrischer Rehabilitation. Es ist aber auch außerhalb dieser Zielsetzung einsetzbar. Auf jeden Fall sollte das Setting bekannt sein, unter dem die Daten erhoben wurden. Bei einer Versorgung in einem Pflegeheim ist zu unterscheiden, ob es sich um eine Kurzzeitpflege oder eine Dauerunterbringung handelt. Die Erfassung der Lebensumgebung ist auch deshalb wichtig, weil ein Ortswechsel z.B. vom Pflegeheim in eine Privatwohnung als Erfolgskriterium geriatrischer und rehabilitativer Maßnahmen gilt.

Familienstand, früherer Beruf, Kinder und Angehörige sowie die ökonomische Situation sind wesentliche Determinanten des sozialen Unterstützungssystems.

Entscheidend für die pflegerische Unterstützung sind in erster Linie die Personen, die mit im Haushalt leben. Die Adresse eines vom Patienten benannten „nächsten Angehörigen" ist in vielen Notsituationen erforderlich.

Derzeitige ambulante Hilfen

Die Erfassung der tatsächlichen Pflegesituation geschieht analog zu den Formulierungen des Pflegeversicherungsgesetzes. Der Gesetzgeber legt ausdrücklich fest, daß die Erleichterung der Pflege und die Reduzierung des Pflegebedarfs Ziel rehabilitativer Maßnahmen ist. Um hier Verbesserung und Veränderung zu planen, muß der pflegerische Ausgangszustand erfaßt werden. Das Pflegeversicherungsgesetz unterscheidet die 15 körpernahen Verrichtungen (Pflege) von den Tätigkeiten der Haushaltshilfe.

Die regelmäßig wiederkehrenden Verrichtungen im Sinne des Gesetzes sind folgende:

- im Bereich der Körperpflege
  1. Waschen
  2. Duschen
  3. Baden
  4. Zahnpflege
  5. Kämmen
  6. Rasieren
  7. Darm- oder Blasenentleerung

- im Bereich der Ernährung
  8. mundgerechtes Zubereiten der Nahrung
  9. Aufnahme der Nahrung

- im Bereich der Mobilität
  10. Aufstehen und Zu-Bett-Gehen
  11. An- und Auskleiden
  12. Gehen
  13. Stehen
  14. Treppensteigen
  15. Verlassen und Wiederaufsuchen der Wohnung.

- im Bereich der hauswirtschaftlichen Versorgung
  16. Einkaufen
  17. Kochen
  18. Reinigen der Wohnung
  19. Spülen
  20. Wechseln und Waschen der Wäsche und Kleidung
  21. Beheizen

Hilfe bei den pflegerelevanten Verrichtungen kann in Form von Unterstützung, teilweiser oder völliger Übernahme bzw. Beaufsichtigung oder Anleitung geschehen.

Entsprechend dem Pflegeversicherungsgesetz sind die Angaben zum Hilfebedarf im Assessmentformular in zwei Blöcke aufgeteilt, die hier separat nach der Frequenz der derzeitigen Inanspruchnahme kodiert werden. Es wird abgefragt, bei welchen Alltagsverrichtungen und wie oft de facto Hilfe erfolgt, nicht wobei und wie oft Hilfe nötig wäre.

Die Inanspruchnahme ambulanter Hilfsdienste soll im Assessment ebenfalls erfaßt werden. Bei der weiteren Planung spielt es eine Rolle, inwieweit der Patient externe Hilfen akzeptiert. Es ist bei geriatrischen Patienten keinesfalls selbstverständlich, daß professionelle oder familiale Hilfe in Anspruch genommen wird. Nicht selten gibt es psychodynamisch begründete Widerstände gegen Hilfe und das Eindringen von fremden Personen in den eigenen Lebensbereich. Dies ist ein psychosozialer Befund, der erfaßt werden muß, damit die Planung ambulanter Hilfen nicht an den Einstellungen und Interessen des Patienten vorbeigeht.

Nach den gesetzlichen Vorgaben erfolgt die offizielle Einordnung in die Pflegestufe durch den medizinischen Dienst der Krankenkassen. Es gehört aber zweifelsfrei in den Zuständigkeitsbereich des geriatrisch ausgewiesenen Arztes, ein Urteil über die Zuteilung zu einer Pflegestufe zu fällen. Die Einstufung des Patienten durch den Medizinischen Dienst und die Akzeptanz dieser Einstufung durch den Patienten und die Angehörigen wird in nicht wenigen Fällen ein therapeutisch relevanter Konfliktfall sein, zu dem die Stellungnahme des Arztes vom Patienten mit Recht erwartet wird.

Welche ambulanten Dienste werden zur Zeit in Anspruch genommen?

Umfang und Akzeptanz fremder Hilfe wird hier erfaßt. Wenn ein Patient bereits seit längerer Zeit professionelle Dienste in Anspruch nimmt, ist eine größere Planungssicherheit beim Aufbau neuer Arrangements gegeben.

Ist dauernde (24stündige) pflegerische Hilfe in unmittelbarer Nähe erforderlich?

Wenn eine 24stündige Pflege und Aufsicht erforderlich ist, wird die Kapazität eines einzelnen Angehörigen oft überschritten. Deshalb ist diese Frage zur Beurteilung des Pflegeaufwandes erforderlich.

Einschätzung der Pflegestufe: s.o.

Wer ist die Hauptpflegeperson?

In den meisten Fällen ruht die Hauptlast der pflegerischen Versorgung im privaten Umfeld auf den Schultern eines (meist *einer*) Angehörigen. Die Stabilität des Pflegesystems ist dann von einer Person abhängig, die bei der Planung und Durchführung von Rehabilitation miteinbezogen werden muß.

In manchen Familien gibt es eine Aufgabenverteilung in der Form, daß ein Familienmitglied die praktische Pflege übernimmt, ein anderes Familienmitglied maßgeblich für alle wichtigen Entscheidungen ist (Entscheidungsträger). Auch diese Konstellation muß erkannt werden, um die Planung darauf einzustellen.

Pflegeressourcen der Angehörigen

Dieser Punkt fragt ab, welche Möglichkeiten der häuslichen Pflege den Angehörigen zur Verfügung stehen. Dabei ist die erste und entscheidende Quelle dieser Information die Auskunft der jeweiligen Angehörigen. Eine Ablehnung der Pflege muß wertfrei registriert werden. Es gibt gute Gründe, z.B. die eigenen Eltern nicht zu Hause zu pflegen. Die autonome Lebensbestimmung der Angehörigen ist zu respektieren.

ADL-Barthel-Score

Aus der Pflegeforschung ist die Beschreibung der „Aktivitäten des täglichen Lebens" (ADL = activities of daily living) in die geriatrische Funktionsdiagnostik übernommen worden. Zum Assessmentbogen gehört der Barthel-Index (Anlage 1, Seite 51). Er ist das international am meisten verbreitete Instrument zur Messung des physikalischen Pflegebedarfs. Die Vieldeutigkeit der Alltagsbegriffe macht es erforderlich, die einzelnen Items des Barthel-Index zu kommentieren.

Es ist offensichtlich, daß sich differierende Beurteilungen ergeben, wenn z.B. der Vorgang „essen" unterschiedlich operationalisiert wird. So rechnet das Pflegeversicherungsgesetz bei der Alltagsverrichtung „essen" das mundgerechte Zubereiten einer Nahrung zum Essen hinzu.

Deshalb im folgenden die genauen Operationalisierungen, wie von Frau Barthel und Frau Mahoney in ihrer Originalarbeit (s. Literaturliste) angegeben. Bei der Operationalisierung von Stuhlkontrolle und Urinkontrolle orientieren wir uns an den Durchführungsbestimmungen, wie sie von Wade im Oxford Handbook of Geriatric Medicine angegeben werden (s. Literaturliste). Bei den meisten Items erfolgt eine dreistufige Graduierung entsprechend dem erforderlichen Hilfebedarf bzw. dem Eigenanteil des Patienten an der entsprechenden Aktivität. 15 bzw. 10 oder 5 Punkte erhält ein Patient, der die Tätigkeit ohne fremde Hilfe oder Aufsicht sicher ausführen kann. Bei der mittleren Kodierungsstufe wird nach den Anweisungen von Frau Barthel und Frau Mahoney davon ausgegangen, daß der Patient ungefähr 50 % der Aktivität selbst übernimmt. Diese Graduierung ist sicherlich nicht unproblematisch, da bei der Bewältigung einer Alltagsaufgabe kein streng linearer Zusammenhang zwischen der Aktivität des Hilfebedürftigen und der Aktivität des Helfers besteht, in den meisten Fällen wird dies aber ohne besondere Relevanz für die Einstufung sein. Trotzdem ist dieser Gesichtspunkt im Hinblick auf die Genauigkeit der Beurteilung zu berücksichtigen.

Essen

Bei der Beurteilung dieser Aktivität geht der Barthel-Index von einer Art Hotelsituation aus, bei der das Essen fertig auf den Tisch gestellt wird. Beurteilt wird das selbständige Essen und die Benutzung von Geschirr und Besteck. Wenn der Patient in dieser Situation ein hotelmäßig vorbereitetes Essen selbständig zu sich nimmt, wird mit 10 Punkten kodiert. Wenn er Hilfe z.B. beim Schneiden von Fleisch und beim Bestreichen von Brot braucht, wird mit 5 Punkten kodiert. Bei der Unfähigkeit, auch zurechtgeschnittene Nahrung selbst zum Mund zu führen, wird mit 0 Punkten kodiert.

Baden

Jede Form von Hilfe, auch Supervision beim Baden, führt dazu, daß dieses Item mit 0 Punkten bewertet wird. Um 5 Punkte in diesem Item zu erreichen, muß der Patient sich ohne jede Hilfe ausziehen sowie baden und duschen können.

Waschen

Nach der Durchführungsvorschrift ist hier die tägliche Reinigung des Gesichtes und der Hände inkl. rasieren, kämmen und schminken gemeint. Dieser Punkt bezieht sich *nicht* auf die Reinigung des Intimbereiches. Ein Waschen, das selbständig durchgeführt und dementsprechend dann mit 5 Punkten kodiert wird, beinhaltet den selbständigen Umgang mit Kamm, Rasierapparat und Schminke. Wenn dabei Hilfe benötigt wird, sind 0 Punkte zu kodieren.

Ankleiden

Das Ankleiden bezieht sich auf die komplette Tageskleidung inkl. der Schuhe; dabei ist es gestattet, daß die Schuhe z.B. in Form von Klettverschlüssen an die Behinderung adaptiert sind.

Stuhlkontrolle

Eine Kodierung mit 10 Punkten setzt voraus, daß ein Patient die Darmentleerung in üblicher Weise komplett allein kontrollieren kann. Falls bei einer Obstipation Einläufe erforderlich sind, muß er in der Lage sein, diese Einläufe selbständig zu applizieren und darf auch in dieser Situation keine Hilfe benötigen, falls dieser Punkt mit 10 kodiert werden soll.

Die Inkontinenz wird von Wade in der Form operationalisiert, daß jeder unfreiwillige Stuhlabgang, der häufiger als 1 x pro Woche stattfindet, als komplette Inkontinenz mit 0 Punkten kodiert werden muß. Wenn ein Patient unfreiwilligen Stuhlabgang in sozial oder biologisch relevanter Menge seltener als 1 x pro Woche hat, wird er als teilweise inkontinent mit 5 Punkten kodiert.

Urinkontrolle

Parallel zu den Verfahrensregeln bei der Stuhlkontrolle wird auch bei der Urinkontrolle verfahren. Falls ein Patient einen Katheter trägt, muß er, um 10 Punkte zu erhalten, selbständig den Katheterbeutel wechseln und die Katheterpflege betreiben können. Die teilweise Urininkontinenz bezieht sich nach der Operationalisierung von Wade auf einen Zeitrahmen von 24 Stunden. Unfreiwilliger Urinabgang seltener als 1 x pro Tag ergibt 5 Punkte. Sobald ein Patient häufiger als 1 x pro 24 Stunden unfreiwilligen Urinabgang in sozial oder biologisch relevanter Menge hat, ist mit 0 Punkten zu kodieren. Dauerkatheter und externe Harnableitung mit Hilfebedarf werden mit 5 Punkten kodiert.

Toilettengang

Als Toilettengang wird der gesamte Vorgang aufgefaßt, bei dem ein Patient sich selbständig in die Toilette begibt, sich auszieht, die Darm- oder Blasenentleerung vornimmt, die Reinigung der Genital- und Analregion durchführt und sich wieder anzieht.

Bett-/Stuhltransfer

Nach den Erfahrungen der Rehabilitation spielt der Transfer aus dem Sitzen eine zentrale Rolle bei der Erfolgsmessung. Viele Patienten, die eine selbständige Gehfähigkeit nicht mehr erreichen, können sich im Rahmen des Transfers in der Form verbessern, daß sie diesen später selbständig oder mit weniger Hilfe durchführen können. Wegen seiner herausragenden Bedeutung wird der Transfer aus dem Sitzen in einem späteren Unterpunkt des Assessments (Esslinger Transferskala) gesondert kodiert.

Die Kodierung nach dem Barthel-Index bezieht sich auf die Situation des Transfers *aus dem Rollstuhl in das Bett und zurück*. Um die höchste Punktzahl (15) zu erhalten, muß ein Patient in der Lage sein, sich zu Fuß oder mit dem Rollstuhl selbständig ans Bett zu begeben. Er muß selbständig in und aus dem Bett kommen und darf auch bei einer Handhabung des Rollstuhls nicht auf Hilfe angewiesen sein. Um überhaupt die 5-Punkte-Stufe zu erreichen, muß er in der Lage sein, sich selbständig im Bett aufzusetzen. Ein Patient, der das nicht kann, wird mit 0 Punkten kodiert. Zum Erreichen von 10 Punkten ist erforderlich, daß der Patient nur minimale Assistenz oder nur Supervision zur Vermeidung von Sturzgefahr bedarf.

Gehen auf der Ebene oder Rollstuhlfahren

Testsituation ist eine 50-Meter-Strecke innerhalb eines Gebäudes auf ebenem Boden. Die höchste Punktzahl (15) erhält ein Patient, wenn er diese Strecke ohne personelle Hilfe zurücklegen kann. Eine Gehhilfe ist dabei erlaubt. Es gibt in der Literatur unterschiedliche Angaben, wie zu kodieren ist, wenn der Patient einen Gehwagen benützt. In den Rehabilitationskliniken Baden-Württembergs ist es üblich, mit 15 Punkten zu kodieren, wenn ein Patient diese Strecke mit einem Gehwagen (Rollator, Deltarad) zurücklegt.

Falls ein Patient Rollstuhlfahrer ist und nicht mit Hilfe 50 Meter gehen kann (das wären 10 Punkte), werden 5 oder 0 Punkte kodiert, dies aber nur, wenn nicht bereits das Gehen mit oder ohne personelle Hilfe eingetragen wurde. Um 5 Punkte zu erhalten, muß 50 Meter Rollstuhlfahren ohne personelle Hilfe möglich sein inkl. der selbständigen Bewältigung von Türen und Ecken. Wenn ein Rollstuhlfahrer beim Durchgang durch Türen Hilfe braucht, wird mit 0 Punkten kodiert.

Treppen steigen

Um die höchste Punktzahl in diesem Item zu erhalten, muß ein Patient in der Lage sein, selbständig eine Treppe (z.B. 17 Stufen eines üblichen Stockwerkes) zu überwinden. Falls er eine Gehhilfe hat, muß er dabei diese Gehhilfe auf der Treppe mittransportieren können. Dies wird in der Regel nicht möglich sein, wenn der Patient einen Gehwagen oder Rollator benutzt. In diesem Fall sind also max. 5 Punkte zu kodieren.

Die Einteilung der Alltagsleistungen nach dem Barthel-Index bezieht sich auf die am besten verfügbare Quelle. Am zuverlässigsten ist sicherlich die eigene Beobachtung des Patienten. Wenn dies nicht möglich ist, sind Angehörige oder der Patient selbst zu befragen. Das vermindert die Zuverlässigkeit des Meßinstrumentes.

Die Fluktuation von Alltagsleistungen ist prinzipiell in einer Testsituation nicht zu erfassen. Wenn ein Patient regelmäßig und mehrfach am Tage eine bestimmte Leistung nicht vollbringen kann, ist der schlechtere Funktionszustand zu kodieren und nicht die Spitzenleistungen.

Wenn ein Patient im Barthel-Index 100 Punkte erhält, ist er in der Lage, selbständig Essen zu sich zu nehmen, sich völlig selbständig zu baden oder zu duschen, sich selbständig inkl. der Schuhe anzukleiden, er kontrolliert seinen Stuhlabgang und seine Miktion, er kann ohne Hilfe 50 Meter zu gehen, und ist in der Lage, die Treppe eines Stockwerks zu überwinden. Dies bedeutet nicht, daß er selbständig leben kann. Kognitive und affektive Parameter, die die Fähigkeit zum selbständigem Leben einschränken können, sind nicht Gegenstand des Barthel-Index.

IADL-Status nach Lawton und Brody

Es ist in der Geriatrie üblich, die Aktivitäten des täglichen Lebens in die Basis-ADL und instrumentellen ADL (Anlage 1, Seite 52) zu unterteilen. Mit Basis-ADL sind die Alltagsverrichtungen gemeint, die sich auf die körperliche Selbstversorgung beziehen und die im Pflegeversicherungsgesetz „körpernahe Verrrichtungen" genannt werden. Mit instrumentellen Aktivitäten des täglichen Lebens werden die komplexeren Tätigkeiten bezeichnet, z.B. Telefonieren, Einkaufen, Haushaltsführung, Umgang mit Medikamenten oder Geld.

Üblicherweise werden relevante Einschränkungen im Barthel-Index die Messung der IADL-Funktionen überflüssig machen. Meßtechnisch besteht ein Problem des Barthel-Index im „Deckeneffekt" (ceiling). Der Barthel-Index ist nicht mehr sensibel, wenn ein Patient bereits alle Bedingungen für die jeweils höchste Kodierung erfüllt und damit 100 Punkte hat. In diesen Fällen kann eine Verbesserung der Leistungen im IADL-Score nach Lawton u. Brody noch Besserungen darstellen. Die Kodierung der einzelnen Punkte im IADL-Index nach Lawton und Brody (Anlage 1, Seite 52) ist selbsterklärend.

Besteht eine Betreuung?

Dieser Punkt und die beiden folgenden fragen ab, ob das Rechtsinstitut der Betreuung (früher Pflegschaft) besteht oder bestehen sollte. Bei kognitiv auf Dauer eingeschränkten Patienten, die gültige Entscheidungen in wichtigen Lebensfragen nicht mehr treffen können, kann die Einrichtung einer Betreuung den Familien eine große soziale Hilfe sein. Die weit verbreitete Scheu gegen die „Entmündigung" sollte im Einzelfall kritisch hinterfragt werden. Eine fehlende Betreuung kann die medizinisch und pflegerisch notwendigen Maßnahmen sehr behindern.

Aktuelle Medikation

Ein großer Teil gesundheitlicher Gefährdungen im Alter geht vom falschen Gebrauch von Medikamenten aus. Deshalb ist es nötig, die Medikation kontinuierlich zu überwachen.

Die Anzahl der Medikamente, die ein Patient nimmt, ist ein Indikator für die Einschränkung seiner Gesundheit. Eine Reihe von Medikamenten (z.B. psychotrope Medikamente) beeinflussen den Rehabilitationsverlauf und sind deshalb bei der Planung der Maßnahmen zu berücksichtigen. Eine Rehabilitation ohne Kenntnis der Medikation und ohne Kenntnis möglicher Interaktionen zwischen den Medikamenten oder zwischen Medikamenten und funktionell übenden Maßnahmen ist nicht möglich. Zum anderen ist der manuell und kognitiv angemessene Umgang mit den Medikamenten ein Ziel funktionell übender Maßnahmen. Es ist ein wichtiges Element der Rehabilitation, zu überprüfen und zu trainieren, mit den Medikamenten manuell und kognitiv angemessen umzugehen.

Medikamentenabusus

Der Mißbrauch von Medikamenten und Alkohol ist im Alter weit verbreitet und offensichtlich ein für Prognose, Pflege und Rehabilitation wichtiger Tatbestand. Informationen hierüber ergeben sich zum Teil aus der körperlichen Untersuchung, zum Teil aus der Anamnese bzw. Fremdanamnese. Wenn der das Assessment durchführende Arzt den Patienten seit längerem kennt, wird er Kenntnisse zu diesen Punkt haben, die hier in das Assessment einfließen. Wenn solche zuverlässigen Informationsquellen nicht zur Verfügung stehen, ist „nicht zu beurteilen" anzukreuzen. Nicht zuletzt an dieser Stelle des Assessments wird deutlich, daß ein punktueller Kontakt mit einem geriatrischen Patienten unbedingt in den Zusammenhang mit bereits vorliegenden Informationen gestellt werden muß und daß die Informationen des betreuenden Hausarztes ins Assessment gehören.

Alkoholabusus: Hier ist analog zum Medikamentenabusus zu verfahren.

Diätvorschriften

Besondere diätetische Maßnahmen, vor allen Dingen beim Diabetiker, sind bei der zeitlichen Planung der funktionell-übenden Maßnahmen zu berücksichtigen. Die zunehmende Mobilisierung oder körperliche Belastung durch die funktionell-übenden Therapien wirkt sich auf den Blutzuckerspiegel aus. Nicht zuletzt deshalb ist die ständige ärztliche Kontrolle dieser medizinischen Parameter erforderlich. Die Therapeuten müssen informiert sein, wenn sich aus Begleiterkrankungen Komplikationen (Unterzuckerung) ergeben können. Sie müssen informiert sein, unter welchen Bedingungen sofort mit dem rehabilitationsleitenden Arzt Kontakt aufzunehmen ist.

Derzeitige funktionell-übende oder physikalische Therapien

Bei der Planung neuer Therapiemaßnahmen ist die Kenntnis bereits durchgeführter therapeutischer Maßnahmen natürlich zu verwerten. Es gibt große individuelle Unterschiede in der Akzeptanz verschiedener Therapieformen durch die Patienten. Die bisherige Erfahrung des Patienten mit funktionell-übenden oder physikalischen Therapiemaßnahmen ist in die Planung miteinzubeziehen. Es bestehen auch persönliche Präferenzen einiger Patienten zu bestimmten Therapeuten, die ebenfalls zu berücksichtigen sind.

Befunde der körperlichen Untersuchung und Funktionsdiagnostik

Funktionsrelevante Befunde der körperlichen Untersuchung

Das Assessment beinhaltet eine ärztliche Untersuchung nach üblichem Standard. Für die zur Entscheidung anstehenden Punkte ist eine Kenntnis von funktionsrelevanten körperlichen Befunden erforderlich. Die im folgenden aufgeführten funktionsrelevanten Befunde sind für die Beurteilung der Rehabilitationsindikation und zur Evaluation des Rehabilitationsverlaufs von besonderer Bedeutung. Die Liste deckt natürlich nicht das gesamte Spektrum möglicher Befunde ab, sondern hebt nur einige besonders häufige und wichtige hervor. Die meisten Items sind selbsterklärend.

Kachexie

Die Kachexie ist ein wesentlicher Befund. Sie ist Anzeichen von konsumierenden Erkrankungen und/oder nutritiven Störungen. Im Interesse einer meßbaren Verlaufsbeobachtung sollte sie in Form von Gewicht und Größe festgehalten werden. Wenn sie ohne therapierbare Ursache progredient verläuft, kennzeichnet sie ein Finalstadium, in dem Rehabilitation wenig sinnvoll ist.

Kardiopulmonal begrenzt?

Die Operationalisierung der kardiopulmonalen Belastbarkeit entsprechend der Kriterien der New York Heart Association soll Auskunft über den Schweregrad kardiopulmonaler Erkrankungen geben. In den Assessment-Bogen soll die vierstufige Graduierung nach NYHA eingetragen werden.

Tabelle 2. Beeinträchtigung der Leistungsfähigkeit nach den Richtlinien der NYHA (nach Rothstein, Roy und Wolf)

Stadium	Symptomatik
NYHA I	Organische Herzerkrankung ohne Einschränkung der körperlichen Belastbarkeit und ohne subjektive Begleitsymptome. Die üblichen Aktivitäten des täglichen Lebens inkl. Treppensteigen und Gehen sind beschwerdefrei möglich.
NYHA II	Leichte Einschränkung der körperlichen Belastbarkeit. Im Ruhezustand keine subjektiven Beschwerden. Alltagsübliche körperliche Belastungen führen zu Beschwerden (Erschöpfung, Palpitationen, Dyspnoe, Thoraxbeschwerden), leichte Belastungen sind beschwerdefrei.
NYHA III	Ausgeprägte Einschränkung der körperlichen Belastbarkeit. Im Ruhezustand keine Beschwerden. Bereits leichtere als normale Alltagstätigkeiten führen zu Beschwerden.
NYHA IV	Unfähigkeit, irgendeine körperliche Aktivität ohne kardiale Beschwerden auszuführen. Eventuell bereits in Ruhe Beschwerden. Die Beschwerden nehmen bei jeder körperlichen Belastung zu.

Sehen

Die Kodierung in „ungestört", „leicht eingeschränkt" und „behindernd eingeschränkt" soll abschätzen, inwieweit sich der Patient in fremder Umgebung zurechtfindet. Speziell bei der Beurteilung von Sturzgefahr und der Verarbeitung eines Umgebungswechsels ist dieser Punkt wichtig. Im Sinne einer Funktionsdiagnostik wird hier nicht verlangt, die medizinische Ätiologie (z.B Katarakt, Retinopathie, Hemianopsie, Neglect) anzugeben. Dies ist, falls erforderlich, Gegenstand ergänzender Untersuchungen. An dieser Stelle soll nur festgehalten werden, ob Sehstörungen gleich welcher Ätiologie vorliegen und ob diese als behindernde Begleiterkrankung den Prozeß der Rehabilitation oder der Eingewöhnung in eine neue Umgebung erschweren und gefährden.

Hören

Parallel zum Item Sehen soll auch beim Hören hier nicht die ätiologische Diagnose angegeben werden, sondern das Ausmaß, in dem sich eine Hörminderung auf die Kommunikation, das Einleben in neuer Umgebung und den Rehabilitationsverlauf auswirkt. Auch hier sind viele Komplikationen und Erschwernisse eines Rehabilitationsverlaufs (z.B. bei verbalen Instruktionen) denkbar. Entsprechende Einschränkungen müssen bei der Beurteilung der Rehabilitationsfähigkeit berücksichtigt werden. Falls das Hören behindernd eingeschränkt ist, ist eine genauere fachärztliche Abklärung erforderlich.

Weitere reha-relevante Befunde der ärztlichen Untersuchung

Hier können weitere Befunde der ärztlichen Untersuchung aufgeführt werden, die den Funktionszustand, die Prognose und damit den Verlauf der Rehabilitation beeinflussen.

Zeichen für körperliche Gewalt

Ähnliches wie für den Alkohol- und Medikamentenabusus gilt auch für die Frage nach körperlicher Gewalt in der Situation des älteren und pflegebedürftigen Patienten. Da man nicht von der Offenheit der Beteiligten ausgehen kann, sind körperliche Zeichen und angstvolle Reaktionen zu registrieren. Sicher ist die Tendenz, etwas zu verheimlichen, an diesem Punkt besonders stark. Da ein „falsch positives" Urteil den Beteiligten gegenüber unverantwortlich ist, dürfen nur sichere Zeichen und Befunde in diesem Zusammenhang offiziell festgehalten werden. Wenn man keine Informationen hat oder einen Verdacht nicht schriftlich äußern will, ist „nicht zu beurteilen" anzukreuzen.

Wenn bei den Items „Alkohol- bzw. Medikamentenabusus" oder „Zeichen für körperliche Gewalt" ein „Ja" oder „fraglich" kodiert wird, sind auf jeden Fall weitere Maßnahmen oder Untersuchungen angezeigt. Die Items beanspruchen also nicht, das Problem hinreichend zu beschreiben, sondern haben lediglich Indikatorfunktion für eine weitere Abklärung. Genauere Einzelheiten zu diesen Punkten müssen frei formuliert dem Assessment beigefügt werden oder in der direkten Absprache den weiterbetreuenden Kollegen mitgeteilt werden.

Kognition, Kommunikation und Affekte

Bewußtseinstrübungen

Unter diesem Punkt soll eine Aussage zur Vigilanz gemacht werden. Tiefere Stufen der Bewußtseinstrübung (Sopor, Koma) werden nicht abgefragt, weil sie von vornherein die Durchführung eines geriatrischen Assessments ausschließen.

Orientiertheit

Rehabilitation und Selbständigkeit sind stark beeinflußt von den kognitiven Fähigkeiten und den Fähigkeiten, sich zu Zeit, Ort, Situation und Person zu orientieren. Die vier Stufen der Desorientiertheit sind in der Reihenfolge Zeit, Ort, Situation und Person hierarchisch aufgebaut. Die Orientiertheit zur Zeit ist in der Regel zuerst und am leichtesten beeinträchtigt. Die Desorientiertheit zu einer höheren Stufen schließt üblicherweise die vorhergehenden Stufen mit ein. Die sehr schnell eintretende Desorientiertheit zur Zeit ist *keine* Kontraindikation für eine geriatrische Rehabilitation.

Es entspricht aber rehabilitativer Erfahrung, daß eine konstante Desorientiertheit *zum Ort* Ausdruck eines so schweren kongnitiven Schadens ist, daß Lernvorgänge und die Übertragung von erlernten Verhaltensweisen in eine neue Umgebung beeinträchtigt sind. Desorientiertheit zum Ort ist auf jeden Fall eine Kontraindikation für stationäre Rehabilitation, weil sich die kognitive Situation in fremder Umgebung weiter verschlechtert. Inwieweit unter den gewohnten häuslichen Bedingungen bei örtlicher Desorientiertheit Rehabilitation möglich ist, wird im Einzelfall zu entscheiden sein.

Psychomotorische Unruhe

Unter diesem Punkt werden zum einen Weglauftendenzen von verwirrten Patienten subsummiert, aber auch ungeordnete und ungezielte motorische Aktivitäten sowie mimische, gestische und verbale inadäquate Verhaltensweisen.

Zeichen für Depression und Angst

Aus der Eigenschaftswörterliste von Janke und Debus wurden zwei Blöcke übernommen, die Angst und Depression erfassen. Die ersten vier Begriffe (ängstlich, beklommen, angsterfüllt, furchtsam) dienen dazu, die Selbstbeurteilung des Patienten im Hinblick auf Angst abzubilden. Dem Patienten wird der Begriff vorgelegt mit der Frage, ob dieser Begriff auf sein momentanes Befinden zutrifft und zwar jeweils in der Graduierung „gar nicht", „etwas", „ziemlich" und „stark". Die Antwort des Patienten wird kodiert. Entsprechend ist das Vorgehen mit den Begriffen „betrübt", „elend", „traurig", „sorgenvoll", die die Depressivität erfassen.

Die psychopathometrische Erfassung der Depressivität bei geriatrischen Patienten ist mit besonderen Problemen behaftet. Zum einen sind somatische und psychovegative Störungen, die üblicherweise als Hinweis auf Depressivität verstanden werden, im Alter in diesem Zusammenhang nicht mehr so aussagefähig. Wenn bei üblichen Depressionsfragebögen Beschwerden wie Schlafstörungen, Kopfschmerzen, abdominelle Beschwerden als Hinweis auf eine Depressivität gewertet werden, ist wegen der Multimorbidität und der organisch bedingten Fülle solcher Störungen dieser Zusammenhang im Alter klinisch nicht mehr in gleichem Umfang gültig.

Zum anderen ist in der besonderen Situation des funktionell schwer betroffenen geriatrischen Patienten in seiner letzten Lebensphase bei absehbar begrenzter Zukunft eine Normalität der psychischen Situation nur sehr problematisch zu definieren. Die Krankhaftigkeit der seelischen Stimmungslage, die der Begriff Depressivität ja voraussetzt, ist auf dem Hintergrund real für immer verlorengegangener Möglichkeiten zur Lebensgestaltung höchst problematisch. Die in geriatrischen Kreisen verbreitete Depressionsskala nach Yesavage und anderen enthält unter anderem folgende Fragen:

- Haben Sie viele ihrer Aktivitäten und Interessen aufgegeben?
- Fühlen Sie sich meistens glücklich?
- Fühlen Sie sich oft hilflos?
- Bleiben Sie lieber zuhause als nach draußen zu gehen und neue Dinge zu tun?
- Fühlen Sie sich noch kraftvoll?

Die entsprechende Beantwortung dieser Fragen als Zeichen für Depressivität zu werten, erscheint in funktionell stark eingeschränkten Lebenssituationen unangemessen zu sein. Ein Patient, der z.B. hemiparetisch ist und mit Störungen behaftet ist, die sein Selbstwertgefühl in hohem Maße in Frage stellen (z.B. Stuhlinkontinenz, Speichelfluß), wird im günstigsten Fall mit Unverständnis reagieren, wenn er in einer Untersuchungssituation diese Fragen gestellt bekommt. Wir halten deshalb die Verwendung der Depressionsskala nach Yesavage für weniger günstig und ziehen als heuristisches Instrument (Screening-Funktion) zur Identifizierung und nicht zur Graduierung von psychischen Problemen die Eigenschaftswörter-Liste vor. Ergebnis dieser Eigenschaftswörter-Liste ist kein Score-Wert und auch nicht der Versuch, eine Depression zu graduieren, sondern lediglich der Hinweis, daß im Bereich der Affekte und Emotionen eine Störung vorliegt, die weitere Aufmerksamkeit und Verlaufskontrolle fordert und unter Umständen zur weiteren Abklärung führen muß.

Kommunikationsskala

Die vorliegende Kommunikationsskala nach Goodglass und Kaplan ist Teil des Aachener Aphasie-Testes. Alltagsbeeinträchtigende Kommunikationsstörungen erfordern auf jeden Fall die genauere logopädische Abklärung. Die Formulierung der einzelnen Graduierungsstufen ist selbsterklärend.

In Stufe 2 ist der Anteil der Kommunikation (Informationsübermittlung) abzuschätzen, den Patient und Untersucher jeweils leisten müssen.

Mini-Mental-Status

Der Mini-Mental-Status nach Folstein und anderen ist in der Geriatrie das am meisten verbreitete Screening-Instrument zur psychopathometrischen Quantifizierung des kognitiven Zustandes. Im Gegensatz zu vielen anderen kognitiven Testverfahren ist es auch für höhere Altersgruppen normiert. Ein gewisser Nachteil besteht darin, daß durch die Spezifität der Fragen eine Testwiederholung nicht valide möglich ist, weil bereits die Durchführung des Meßverfahrens einen Lerneffekt bedingt und die Leistungen in der Testwiederholung dadurch besser ausfallen können. Der Mini-Mental-Status hat sich aber als Screening-Instrument zur Grobeinschätzung der kognitiven Leistungsfähigkeit weltweit durchgesetzt. Um eine Vergleichbarkeit des Patienten-Klientels in diesem wichtigen Bereich zu gewährleisten, sollte die Durchführung des Mini-Mental-Status zu einem umfassenden Assessments dazugehören.

Es kommt immer wieder vor, daß Patienten empfindlich und gekränkt auf den Versuch reagieren, ihre geistige Leistungsfähigkeit mit einem Testverfahren festzustellen. Deshalb erfordert die Durchführung des Mini-Mental-Status einleitende Erklärungen. Man sollte auch ausdrücklich die Genehmigung und Zustimmung des Patienten zur Durchführung des Testverfahrens abfragen. Beispielformulierung: „Fr. NN, zur Durchführung dieser Untersuchung gehört auch ein Testverfahren zur Messung von Gedächtnisleistungen und geistigen Leistungen. Auch wenn ihnen einige der nachfolgenden Fragen vielleicht zu banal oder zu einfach vorkommen oder wenn sie sich durch andere Fragen verunsichert fühlen, bitten wir Sie, nach bestem Wissen zu antworten und diesen kurzen

Test mitzumachen. Wir benötigen ihn, um möglichst individuell die weiteren Maßnahmen für sie zu planen."

Ein psychopathometrischer Test, der sich im wesentlichen auf der verbalen Ebene abspielt, ist kein geeignetes Verfahren, um kognitive Leistungen von aphasischen Patienten zu diagnostizieren, auch wenn einige Fragen des Tests diesen Eindruck erwecken (vergl. Frage 21 bis 23 und 24 und 25). Liegt eine Aphasie vor, ist der Test also nicht aussagefähig. Bei der Testdurchführung sind Probleme mit Paresen und Apraxien kommentierend zu erwähnen. Der Test enthält nämlich auch Punkte, die manuelle Funktionen voraussetzen.

ZVT-G

Wie bereits erwähnt, kann man die Verbesserung kognitiver Funktionen nicht mit dem Mini-Mental-Test kontrollieren. Der Zahlen-Verbindungs-Test in der Version ZVT-G (Bezugsquelle: Hogrefe-Verlag, Göttingen) ist jedoch ein weit verbreiteter und gut erprobter Test, der zur Verlaufskontrolle kognitiver Leistungen verwendet werden kann. Er sollte in speziellen Fällen eingesetzt werden, wenn eine Verlaufsmessung im kognitiven Bereich erwünscht oder erforderlich ist.

Einschätzung der eigenen gesundheitlichen Situation durch den Patienten

Die Fehleinschätzung der eigenen Fähigkeiten durch den Patienten, aber auch durch seine Angehörigen ist ein häufiges Problem in der geriatrischen Rehabilitation. Eine unrealistische Hoffnung, die durch therapeutische Gespräche nicht zu korrigieren ist, blockiert eine realistische Planung. Häufig werden unrealistische Erwartungen von Patienten, aber noch mehr von Angehörigen, an die rehabilitative Medizin herangetragen. Rehabilitationsbeispiele aus nicht geriatrischen Patientengruppen werden zum Maßstab genommen. Häufig ist bei Patienten nach Reapoplexen, bei denen der erste Apoplex zu einer günstigen Rückbildung geführt hat, die Erwartung vorhanden, daß das zweite Ereignis ähnlich günstig ausgeht.

Die Hinführung zu einer realistischen Einschätzung der Situation ist oft ein schmerzhafter Prozeß, gegen den heftige Widerstände auftreten. Nicht selten ist die Kehrseite von überhöhten Machbarkeitserwartungen eine Schuldzuschreibung an das Rehabilitationsteam. „Jetzt ist meine Mutter schon drei Wochen in Ihrer Klinik und kann immer noch nicht laufen!" Diese Situation führt in vielen Fällen zu einer Verlängerung der Rehabilitation, u.U. zu affektiven Komplikationen. Diese Konflikte sind nicht in erster Linie und vorwiegend Resultat individuellen Fehlverhaltens, sondern spiegeln ein kollektives gesellschaftliches Problem in der Auseinandersetzung mit Alter und Krankheit wider. Krankheit wird gesehen als durch entsprechende Biotechnik zu reparierende Funktionseinbuße. Die Endgültigkeit und die besondere Situation des geriatrischen Patienten mit absehbar begrenzter Lebenszeit wird verdrängt. Für das therapeutische Team ist eine Gratwanderung erforderlich: Auf der einen Seite die Hinführung des Patienten zu einer realistischen Planung, auf der anderen Seite die Vermeidung von enttäuschender und demotivierender Desillusionierung.

Es ist zu berücksichtigen, daß zur Verarbeitung einer massiven Behinderung eine Phase der Depression hinzugehört. Diese darf nicht als vermeidbare Komplikation gesehen werden, sondern als unvermeidlicher Verarbeitungsprozeß. In das hier diskutierte Merkmal fließen lebenslange Wertvorstellungen und Verhaltensweisen, gesellschaftliche Fehlentwicklungen und krankhafte Veränderungen von Kognition und Emotion ein.

Eine reliable und valide Skala, um diese komplexe Situation zu messen, steht nicht zur Verfügung. Ein Assessment ohne Berücksichtigung dieses Problemfeldes wäre aber mit Sicherheit unvollständig. Deshalb soll eine einfache klinische Graduierung die angeschnittenen Fragen repräsentieren. Die Einschätzung der Situation durch den Patienten wird vom Beurteiler interpretiert. Es handelt sich bei der Skala nicht um eine Selbstbeurteilungsskala, sondern um das Urteil des Arztes über die Verarbeitungsprozesse und Planungsprozesse, über die Anpassung des Patienten an seine neue Lebenssituation. Als „realistisch aktiv" wird angesehen, wenn ein Patient aus eigener Initiative Schritte unternimmt, um planend und gestaltend sein Leben an die Behinderung anzupassen.

Beispiel für „realistisch aktiv": Ein Patient nach Amputation, der Telefongespräche führt, um mit Familienangehörigen oder Handwerkern Umbaumaßnahmen in seiner Wohnung in die Wege zu leiten. Als ähnliches Beispiel kann ein Patient gelten, der bei neuropsychologischen und visuellen Störungen, die ihm der Arzt mitgeteilt hat und die absehbar bleibend sind, sein Auto verkauft oder verschenkt. Solche Verhaltensweisen sind Belege, daß eine konkrete Anpassung an die Behinderung „realistisch aktiv" stattfindet.

In Abgrenzung von dieser aktiven Verhaltensweise wird als „realistisch passiv" ein Patient eingestuft, der auf der verbalen Ebene negative Prognosen über seinen Funktionszustand akzeptiert, dessen sprachliche und averbale Äußerungen auch zu erkennen geben, daß er sich mit diesem Problem auseinandersetzt, der auf der verbalen Ebene keine unrealistischen Hoffnungen präsentiert, der aber nicht soweit seine Lebenssituation selbst gestaltet, indem er selbst Anpassungsschritte unternimmt. Er willigt aber in Anpassungsschritte durch Dritte ein, setzt realistischen Planungen keinen Widerstand entgegen oder billigt diese.

Als „unrealistisch" wird ein Patient eingestuft, bei dem therapeutische Gespräche über seine Prognose offenkundig keine Veränderung der Einstellung bewirken, der an unrealistischen Hoffnungen festhält, realistischen Planungen Widerstand entgegensetzt, der die Auseinandersetzung mit unangenehmen Prognosen vermeidet, der durch sein Verhalten und seine Worte immer wieder deutlich macht, daß er die Situation falsch einschätzt. Falls der Patient sich im Alltag offenkundig überfordert und Tätigkeiten ausübt, die er nicht beherrscht (z.B. Aufstehen mit Sturzfolge, obwohl er nicht gehen kann), hat man handfeste Belege für eine „Dysautognosie" (Fehleinschätzung der eigenen Fähigkeiten bei der Alltagsbewältigung).

Falls zu wenig Daten vorliegen, um die Krankheitsbearbeitung des Patienten abzuschätzen, wenn auch keine Beobachtungen aus dem Alltag für Rückschlüsse zur Verfügung stehen (ebenfalls bei Kommunikationsstörungen, z.B. Aphasie), wird „nicht zu beurteilen" angekreuzt.

Schmerz-Skala

Schmerzen sind häufig ein beeinträchtigender Faktor für Lebensqualität und haben Auswirkungen auf die seelische Verfassung und die Alltagsfunktionen.

Die vorliegende Skala ist dem IRES-Fragebogen entnommen, an der Normalbevölkerung bis zum 70. Lebensjahr normiert und in mehreren Studien erprobt (Gerdes und Jäckel, 1995).

Die Skala quantifiziert die Schmerzen in einem Zeitrahmen von einer Woche vor dem Assessment. Sie spiegelt natürlich nicht den therapeutischen Umgang mit Analgetika im Verlauf der Rehabilitation wider. Es ist davon auszugehen, daß der behandelnde Arzt die laufende Medikation den rehabilitativen Erfordernissen anpaßt und dies dokumentiert.

Lokomotion

Die Beurteilung der Lokomotion ist zentraler Bestandteil der Evaluation geriatrischer Rehabilitation. Im Gegensatz zu Summenscores (z.B. dem Barthel-Index oder den FIM-Skalen) ist die graduierte Beurteilung der Fähigkeiten zur Lokomotion unmittelbar planungsrelevant für den Rehabilitationsverlauf und die Organisation der ambulanten Versorgung.

Sicherlich tauchen in den ADL-Skalen bereits Items auf, die Lokomotion abbilden. Diese gehen aber in einen Summenscore ein. In einem Summenscore steckt jedoch immer ein Informationsverlust. Entscheidungsrelevant sind die funktionellen Leistungen in den Einzelbereichen. Das Ergebnis eines Funktionsindex durch einen Summenscore auszudrücken, ist für die Beurteilung von homogenen Patientengruppen sinnvoll, aber nicht für den diagnostischen und therapeutischen Ablauf einer individuellen Rehabilitation.

Benötigt werden Parameter, die in der Zusammenschau von Diagnose, klinischen Befunden und bisherigem zeitlichen Verlauf eine individuelle Prognose ermöglichen. In die Therapieentscheidungen, z.B. über Fortsetzung oder Abbruch der Rehabilitation, fließen immer prognostische Urteile ein. Diese beziehen sich auf einen Einzelbereich und niemals auf einen Summenscore. Diese Argumente sprechen für einzelne, umschriebene Outcome-Parameter und gegen die *ausschließliche* Verwendung von Summenscores in der Evaluation und Beurteilung der Ergebnisqualität.

Der wichtigste Einzelbereich ist der Hilfebedarf bzw. die Selbständigkeit bei der Lokomotion.

Deshalb sollte er einen zentralen Platz in der Evaluation einnehmen.

Up & Go-Test

Zur Standardisierung der Lokomotionsbeurteilung werden die Patienten in einem ersten Schritt in „gehfähig" und „nicht gehfähig" unterteilt.

Dabei operationalisieren wir entsprechend dem „Up & go-Test" (Podsiatlo und Richardson 1991) den Begriff „gehfähig" in der Weise, daß das selbständige Aufstehen aus einem Stuhl miteingeschlossen ist.

Der „Up & go-Test" besteht darin, daß ein Patient aus einem Stuhl mit Lehne aufstehen, drei Meter gehen, sich umdrehen und sich wieder in den Stuhl setzen soll. Der Zeitbedarf für die Durchführung dieser lokomotorischen Leistung ist in Sekunden zu messen. Der Patient wählt die Geschwindigkeit, die für ihn sicher und angemessen ist. Der Gebrauch der üblichen technischen Hilfsmittel/Gehhilfen ist gestattet, personelle Hilfe ist nicht erlaubt. Als „gehfähig" wird demnach ein Patient bezeichnet, der den „Up & go-Test" ohne personelle Hilfe durchführen kann.

Podsiadlo und Richardson haben folgende Korrelationen zwischen Zeitbedarf im „Up & go-Test" und dem allgemeinen lokomotorischen Funktionsstatus festgestellt:

- Zeitbedarf unter 20 Sekunden bedeutet im allgemeinen eine unabhängige Lokomotion.
- Zeiten von 20 bis 29 Sekunden liegen in einer „Grauzone".
- Zeitbedarf von 30 Sekunden und mehr bedeutet die Tendenz zum personellen Hilfebedarf bei vielen anderen Lokomotionsaufgaben des Alltags (Tabelle 3).

Die Aufgabenstellung des Tests ist am Alltag orientiert. Eine Reihe von Patienten können ohne fremde Hilfe mit

Gehhilfen oder mit Festhalten gehen, wenn sie mit fremder Hilfe in eine geeignete Position gebracht werden. Diese Patienten als „selbständig gehfähig" zu bezeichnen, erscheint aber wenig plausibel, weil sie ja erst mit personeller Hilfe in eine geeignete Startposition gebracht werden müssen. Die natürliche Position, in der sich die meisten unserer Patienten tagsüber aufhalten, ist das Sitzen. Aus dieser Position muß das Gehen beginnen.

Die Grenzlinie zwischen „gehfähig" und „nicht gehfähig" mit Hilfe des „Up & go-Testes" zu ziehen, hat den Vorteil, daß

1. Alltagsrelevanz vorliegt
2. eine hohe Interrater-Reliabilität (Beurteilerübereinstimmung) vorliegt,
3. auch die Retest-Reliabilität hoch ist.

Im Hinblick auf den Reha-Erfolg ist diese Skalierung geeignet, in vielen Fällen motorischen Fortschritt festzustellen, und zwar an einer Stelle, die für Patient und Angehörige einleuchtend, relevant und nachvollziehbar ist.

Der Test ist in hohem Maße valide (er mißt das, was im Alltag auch gemessen werden soll) und ebenfalls sehr reliabel (eine Durchführung des Tests durch verschiedene Untersucher kommt in den meisten Fällen zum selben Ergebnis). Dadurch ist er eine zuverlässige Hilfe, um die wichtige Beurteilung der selbständigen Lokomotion zu vereinheitlichen.

Wenn unmittelbare Sturzgefahr besteht, soll der Test als „ng" (nicht gehfähig) kodiert werden. Wenn ein Patient im „Up & go-Test" vor der Rehabilitation als „nicht gehfähig" eingestuft wurde, die Testaufgabe aber nachher allein durchführen kann, ist der lokomotorische Erfolg offenkundig. In anderen Fällen ist eine lokomotorische Verbesserung am geringeren Zeitbedarf bei der Durchführung des Testes abzulesen. Es ist aber durchaus möglich, daß ein Patient in einem physiologischeren Gangbild mit größerer Sicherheit, jedoch langsamer geht, so daß die Zeitnahme in dieser Situation den lokomotorischen Fortschritt nicht abbildet.

In anderen Fällen ergibt die Veränderung des Hilfsmittelgebrauches die entscheidende Aussage. Bei einem Patienten, der den Test nach der Rehabilitation langsamer durchführt, jetzt aber keine Hilfsmittel mehr benötigt, kann fachlich und subjektiv diese Veränderung durchaus als lokomotorischer Fortschritt registriert werden. Um diesem Gesichtspunkt Rechnung zu tragen, ist eine Durchführung des Tests mit und ohne Hilfsmittel und jeweiliger Zeitabnahme möglich.

Esslinger Transfer-Skala (Standardsituation (Roll-)Stuhl-Stuhl)

Der „Up & go-Test" ist sehr valide und reliabel, jedoch nicht sehr sensibel, d.h. er bildet wichtige motorisch-

Tabelle 3. Zusammenhang zwischen Zeitbedarf im „Up & go-Test" und anderen lokomotorischen Fähigkeiten (nach Podsiadlo und Richardson 1991)

Zeitbedarf „Up & go"		10–19 s n = 17	20–29 s n = 15	30 + s n = 26
		%	%	%
Transfer aus einem Stuhl	selbständig	100	93	62
	braucht Hilfe	0	7	35
	kann es nicht	0	0	3
Transfer Toilette	selbständig	100	87	73
	braucht Hilfe	0	13	27
	kann es nicht	0	0	0
Transfer Badewanne oder Dusche	selbständig	59	60	23
	braucht Hilfe	41	40	77
	kann es nicht	0	0	0
45 m gehen	selbständig	82	67	15
	braucht Hilfe	18	33	50
	kann es nicht	0	0	35
Steigt Treppen	selbständig	77	60	4
	braucht Hilfe	23	40	81
	kann es nicht	0	0	15
Geht außerhalb von Gebäuden allein	ja	76	25	0
	ja, nicht sicher	6	25	15
	kann es nicht	18	50	85

funktionelle Fortschritte nicht ab und muß deshalb ergänzt werden.

Er ist nicht geeignet, motorisch-funktionelle Fortschritte festzustellen, wenn der Patient „nicht gehfähig" bleibt, also nicht zur selbständigen Gehfähigkeit kommt, aber im Bereich des Transfers alltagsrelevante Verbesserungen erreicht. Diese Situation ist häufig.

Viele Patienten erreichen zwar nicht die Gehfähigkeit nach den Kriterien des „Up & go-Tests", verbessern sich aber beim Transfer (Umsetzen aus dem Sitzen), d.h. sie benötigten weniger Hilfe beim Transfer. Um diesen pflegerelevanten Fortschritt zu erfassen, kann eine ergänzende graduierende Beurteilung der Transferfähigkeiten durch die „Esslinger Transferskala" erfolgen. Die von Runge und Rehfeld entwickelte Skala (M. Runge, G. Rehfeld: Geriatrische Rehabilitation im Therapeutischen Team, Stuttgart 1995) hat nach Schulung der Beurteiler eine Interraterübereinstimmung von ca. 80 %.

Das Merkmal, das beurteilt werden soll, ist der Schwierigkeitsgrad der personellen Hilfe, die erforderlich ist, damit der Patient einen schmerzlosen und gefahrlosen Transfer durchführen kann. Als Forschritt beim Transfer wird angesehen, wenn „weniger" personelle Hilfe nötig ist.

Beurteilt wird also nicht der Anteil des Patienten an einem nicht-selbständigen Transfer, sondern das Ausmaß und der Schwierigkeitsgrad der erforderlichen personellen Hilfe.

Der benötigte Grad an Hilfe wird in fünf Stufen H0 bis H4 eingeteilt (Tabelle 4):

- Hilfestufe 0: keine personelle Hilfe erforderlich.
- Hilfestufe 1: spontane, ungeschulte Laienhilfe ist erforderlich/ausreichend.
- Hilfestufe 2: geschulte Laienhilfe ist erforderlich und ausreichend.
- Hilfestufe 3: ein Helfer professionellen Standards ist erforderlich.
- Hilfestufe 4: ein professioneller Helfer ist nicht ausreichend.

Bei starken Tagesschwankungen wird dies vermerkt (z.B. „fluktuierend"), üblicherweise wird die jeweils schlechtere Einstufung gewählt, wenn diese nicht die klare Ausnahme ist.

Variationen der Transferskala

Die Standardsituation ist das Umsetzen aus einem Stuhl mit Armlehnen in einen Rollstuhl, so wie es im Pflegealltag erfolgt, also nicht wie in einer Therapiesitzung nach entsprechender therapeutischer Vorbereitung.

Wenn sich ein Apoplex-Patient von sich aus kompensierend umsetzt, also asymmetrisch die „gesunde" Seite maximal belastet und dadurch die Spastik erhöht, ist dies in der Testsituation zum Zwecke der diagnostischen Einstufung zuzulassen.

Dieses Vorgehen soll natürlich nicht verhindern, daß der Patient die therapeutisch-pflegerische Anweisung bekommt, sich im Reha-Alltag eben nicht so umzusetzen, sondern einen Helfer zum Transfer herbeizurufen, um unphysiologische Spastikverstärkung zu vermeiden. Es ist eben zwischen funktionell-diagnostischer Einstufung und rehabilitativer Pflege klar zu unterscheiden.

Die Skalierung
- dient der graduierenden Beurteilung motorisch-funktioneller Leistungen beim Transfer von Patienten, die nicht zu einem selbständigen Transfer in der Lage sind,
- ist damit bezogen auf einen praktisch und statistisch zentralen Einzelbereich,

Tabelle 4. Erläuterungen zur Esslinger Transferskala

Hilfestufe	Graduierung: Umsetzen ...	Erläuterungen
H0	ohne personelle Hilfe	Bei selbständigem Umsetzen mit unmittelbarer Sturzgefahr = H1. Wenn Anweisung/Überwachung erforderlich ist = H1.
H1	mit spontaner Laienhilfe	Bezugspunkt ist ein durchschnittlicher Erwachsener ohne besondere Schulung. Wenn offenkundige Probleme sichtbar werden (Gefahr, Schmerz), ist höher einzustufen.
H2	mit geschulter Laienhilfe	Durchschnittlich geschickter Erwachsener nach ca. zweimal je 1/2 Stunde Schulungszeit.
H3	mit einem Helfer professionellen Standards	Ausgebildete Kranken- oder Altenpflegekraft oder TherapeutIn. Bei Apoplex-Patienten werden die Grundregeln des Umsetzens nach Bobath vorausgesetzt, allerdings wird Kompensation zugelassen, wenn der Patient von sich aus so vorgeht. Auch ein geschickter Nicht-Profi kann in diesem Bereich professionellen Standard erreichen.
H4	mit mehr als einem Helfer professionellen Standards	Ein Helfer, der üblichen professionellen Standard erreicht, ist nicht ausreichend, um den Patienten schmerzlos oder gefahrlos (auch für den Helfer gefahrlos!) umzusetzen. Ein zweiter Helfer oder ein technisches Gerät (Lifter, Rutschbrett, Drehbrett) sind nötig.

- erfaßt in vielen Fällen den real erreichbaren motorischen Fortschritt,
- ist alltagsrelevant,
- ist schnell zu erheben,
- hat eine ausreichende Interrater-Reliabilität,
- hat eine unmittelbar evidente Validität,
- ist nachvollziehbar für medizinische Laien,
- ist eine klinisch brauchbare, sinnvolle Ergänzung zu einem Summenscore,
- wurde von allen Berufsgruppen in der bisherigen Praxis gut akzeptiert,
- wird in der Kommunikation des Therapeutischen Teams als Erleichterung empfunden,
- läßt sich statistisch weiterverwenden,
- ist verwertbar für die Planung der weiteren pflegerischen Versorgung.

Die Skalierung ist nur geeignet, motorisch-funktionelle Fortschritte bei nicht selbständig zum Transfer fähigen Patienten abzubilden. Für Patienten, bei denen bereits zu Beginn der Rehabilitation selbständige Gehfähigkeit und die Fähigkeit zum selbständigen Transfer vorliegt, ist die Skalierung nicht geeignet (Ceiling-Effekt).

Die nicht selbständig gehfähigen Patienten sind aber eine gesundheitspolitisch, statistisch und praktisch besonders wichtige Gruppe geriatrischer Patienten, an der sich exemplarisch Reha-Effektivität nachweisen läßt.

Lokomotionsstufen

1. Lageveränderung im Liegen

Zur Vermeidung von Komplikationen (Dekubitalgeschwüre, Kontrakturen, Muskelatrophie, Herz-Kreislaufstörungen) sind Bewegungen auch bei Bettlägerigkeit von hoher funktioneller Bedeutung. Wichtig ist vor allem die Fähigkeit des Patienten, sich aus Rückenlage in Seitenlage zu bringen. Diese Leistung wird, wenn sie allein möglich ist, mit „H0" kodiert, falls nicht allein möglich mit „HX" (X bedeutet irgendeine Hilfestufe ungleich 0 entsprechend der Esslinger Skalierung).

2. Frei sitzen

Die Fähigkeit frei, d.h. ohne Anlehnen und Abstützen sitzen zu können, ist eine wesentliche Voraussetzung zum Training der selektiven Rumpfbeweglichkeit und zur Stärkung der Rumpfmuskulatur und Koordination. „Frei sitzen" ist damit eine aktive Leistung der Koordination und Rumpfkontrolle. Wenn einem Patienten die Funktion „Frei sitzen" zugeschrieben wird, sollte er in der Lage sein, aktiv minimale Rumpfauslenkungen zu machen, z.B. einen Gegenstand zu greifen, der ein wenig außerhalb der direkten Reichweite liegt. Wenn das möglich ist: Kodierung „H0", ansonsten „HX" (eine nähere Differenzierung der Hilfestufe „H1 bis H4" ist hier nicht sinnvoll).

3. Sich aufsetzen aus dem Liegen

Für die Lokomotion vom Liegen hin zum Stehen und Gehen ist das „Sich aufsetzen aus dem Liegen" der erste wichtige Schritt. Bei eingeschränkter lokomotorischer Fähigkeit wird als therapeutisches Hilfsmittel oft ein Zügel am Bettende befestigt oder ein üblicher Bettbügel (Aufrichthilfe) eingesetzt. Als „H0" wird kodiert, wenn ein Patient mit oder ohne diese Hilfen in der Lage ist, sich aus dem Liegen aufzusetzen, z.B. an den Bettrand.

Im Rahmen der Apoplex-Rehabilitation ist die Verwendung einer Aufrichthilfe problematisch, da diese maximale Anstrengung der gesunden Seite die spastischen Massenbewegungen der betroffenen Seite fördert. Falls die Akzeptanz dieser Maßnahme beim Patienten erreicht wird, wird bei Postapoplex-Patienten üblicherweise die Verwendung einer Aufrichthilfe therapeutisch untersagt.

4. Stehen mit Festhalten

Mit dieser lokomotorischen Leistung ist ein Aufrechtstehen ohne personelle Hilfe gemeint, wobei der Patient sich an einem Gegenstand (Tisch, Stuhl, Haltegriff, Haltestange) festhalten darf. Ein Patient, der dazu in der Lage ist, kann die pflegerische Unterstützung beim Anziehen und Waschen erleichtern. Insofern ist dies eine alltagsrelevante Funktion.

5. Frei stehen

„Frei stehen" bedeutet stehen ohne personelle Hilfe und ohne Festhalten. Bei dieser Lokomotionsstufe ist auch die Verwendung einer Gehhilfe (Stock, Gehwagen) nicht erlaubt. Beurteilt werden soll die Fähigkeit des Patienten, mit eigener Koordination und Muskelkraft seinen Schwerpunkt in stehender Körperposition sicher über der Unterstützungsfläche zu halten. 30 Sekunden muß ein Patient dazu in der Lage sein, um bei dieser Lokomotionsstufe als „H0" kodiert zu werden.

6. Aufstehen und frei stehen

Im Gegensatz zu den vorhergehenden Lokomotionsstufen ist hier der komplexe Bewegungsablauf gemeint, aus dem Sitzen (geeigneter Stuhl, z.B. mit Lehnen) aus eigener Kraft aufzustehen und dann 30 Sekunden frei stehen zu bleiben.

7. Transferskala

Die Lokomotionsstufe „Transfer aus dem Sitzen" ist wegen der Kontinuität der Lokomotion noch einmal aufgeführt. Der Wert aus der Esslinger Transferskala wird hier übernommen.

8. Gehskala

Falls Gehen ohne personelle Hilfe (auch mit Verwendung üblicher Gehhilfen) alleine möglich ist, wird mit „H0" skaliert. Wenn Personenhilfe unterschiedlicher Intensität erforderlich wird, wird das Ausmaß der Personenhilfe entsprechend der Esslinger Skalierung angegeben.

„H4" als höchste Stufe wird gewählt, wenn Gehen auch mit personeller Hilfe professionellen Standards nicht möglich ist.

9. 50 Meter gehen

Als Testleistung wird Gehen ohne personelle Hilfe unter Verwendung der üblichen Gehhilfen über eine Strecke von 50 Metern beurteilt: „H0", wenn der Patient allein dazu in der Lage ist, mit „HX" wird skaliert, wenn die Ausdauer für die Strecke nicht reicht oder personelle Hilfe dafür erforderlich ist.

10. Treppe steigen

Bei dieser Lokomotionsstufe ist das Überwinden der Stufen eines Stockwerkes gemeint. Dies muß unter Mitnahme der üblichen Gehhilfe erfolgen, damit es als „H0" skaliert werden kann. Wenn Hilfe unterschiedlicher Intensität gebraucht wird, erfolgt die Erfassung nach der Esslinger Skalierung. Als „H4" wird skaliert, wenn ein Patient auch unter personeller Hilfe professionellen Standards durch eine Person nicht Treppen steigen kann.

11. Innerhalb des Hauses sich zielgerichtet über verschiedene Etagen bewegen

Hier ist die komplexe kognitive und lokomotorische Leistung gemeint, sich ohne personelle Hilfe in einem größeren Gebäude zu orientieren und genügend Ausdauer und Kraft zu haben, die Treppen zwischen den Etagen aus eigener Kraft zurückzulegen (inkl. Mitnahme des Hilfsmittels). Kodiert wird entweder mit „H0" = selbständig oder „HX" = Hilfe irgendeines Ausprägungsgrades.

12. 2 km außerhalb zu Fuß schmerzfrei und sicher gehen

Gemeint ist eine selbständige Lokomotion im Freien auf unterschiedlichem Untergrund mit Überwindung der in der Umgebung üblichen Hinternisse (Bordsteine, Schwellen, kleine Treppen). Die 2 km sind eine Angabe, die den üblichen Radius bei der Versorgung (Einkaufen, Besuche) in unmitttelbarer Umgebung widerspiegeln soll. Die Aufgabenbeschreibung orientiert sich am Schwerbehindertengesetz.

Gangsicherheit

Neben der prinzipiellen Feststellung, daß jemand zum selbständigen Gehen in der Lage ist, können verschiedene andere Parameter des Gangbildes beurteilt werden:

- Ausdauer
- physiologisches Gangbild
- Schnelligkeit
- Sicherheit der Bewegungsabläufe.

Offensichtlich spielt in der geriatrischen Rehabilitation die Gangsicherheit eine große Rolle. Die zweitgrößte Patientengruppe nach den Postapoplexpatienten sind Patienten nach Sturz, die sich eine Verletzung, zumeist eine proximale Femurfraktur, zugezogen haben. Oft besteht der funktionelle Erfolg in einer Verbesserung des Gangbildes, das durch die kombinierten medizinisch-therapeutischen Maßnahmen und die Versorgung mit Hilfsmitteln sicherer wird. Um diesen Parameter zu erfassen, wurde eine klinische Schätzskala der Gangsicherheit in das Assessment aufgenommen.

Skaliert wird in 5 Stufen:
1. Als „normales Gangbild" wird ein altersentsprechender Gang ohne Hinweise auf zugrundeliegende Organfunktionsstörungen bezeichnet. Dabei sind gewisse Charakteristika des geriatrischen Gangbildes (Verlagerung des Schwerpunktes nach vorne, gewisse Rumpfbeugung nach vorne, Verkürzung der Schrittlänge, Verlangsamung des Gangbildes) als „normales Gangbild" zu kodieren.
2. Als „ausreichend sicher" wird ein Gangbild bezeichnet, das durchaus schon identifizierbare pathologische Merkmale aufweist, die sich deutlich vom oben beschriebenen normalen Gangbild des älteren Menschen unterscheiden. In dieser Skalierungsstufe sollen Gangbilder zusammengefaßt werden, die z.B. bei

Zustand nach Schlaganfall oder bei schmerzhafter Arthrose charakteristische Veränderungen und Kompensationsmechanismen aufweisen und insofern nicht mehr physiologisch sind, die aber nicht den Eindruck erwecken, daß lokomotorisch bedingte Sturzgefahr besteht. Es besteht also in der aktuellen Ganganalyse kein Hinweis auf Instabilität, Stolpern, kein Hinweis auf Ausfallschritte, kein Hinweis auf Tendenzen, sich an allen möglichen Gegenständen festzuhalten oder ständig in Wandnähe zu bleiben, kein Hinweis auf erhöhte Rumpfschwankungen.

3. Als nächste Graduierungsstufe wird das Gangbild als „unsicher" beurteilt. Dabei sind die oben erwähnten Punkte feststellbar: erhöhte Rumpfschwankungen, entlanghangeln und festhalten an der Wand und an verschiedenen Gegenständen, stolpern, hängenbleiben mit dem Fuß, Ausfallschritte, Kollision mit Hindernissen, verspätete Reaktion bei Irritationen und Stressoren von außen. Im Unterschied zur vorhergehenden Stufe gibt es bereits Anzeichen, daß unter zusätzlicher Belastung von außen oder in Momenten verringerter Reaktionsfähigkeit ein Sturz erfolgt. Die Sturzgefahr ist aber nicht unmittelbar absehbar und nicht ständig vorhanden. Man sieht lediglich Merkmale, die darauf hindeuten, daß in einer ungünstigen Konstellation ein Sturz wahrscheinlich wird.

4. Als nächste Skalierungsstufe wird die „unmittelbare Sturzgefahr" festgestellt. Dabei sind die oben beschriebenen Gangunsicherheiten so ausgeprägt und so anhaltend und ständig vorhanden, daß man aus therapeutischer Verantwortung dem Patienten das selbständige Gehen untersagen muß.

5. Als letzte Kodierungsstufe wird festgestellt, daß ein Patient von vorneherein nicht in der Lage ist, selbständig zu gehen entsprechend unserer Operationalisierung durch den „Up & go-Test".

Wieviel Stürze berichten Patient und Angehörige im letzten Jahr?

Gezählt wird die Anzahl der Sturzereignisse, die anamnestisch vom Patienten oder seinen Angehörigen im Laufe des letzten Jahres zu eruieren sind. Dabei ist zu bedenken, daß geriatrische Patienten im Hinblick auf die Sturzananmnese zur Dissimulation neigen, also dazu tendieren, erfolgte Stürze nicht zu berichten, da sie von ihnen subjektiv als „Anfang vom Ende der Selbständigkeit" angesehen werden und da sie nicht zu Unrecht befürchten müssen, daß Angehörige häufige Stürze zum Anlaß nehmen, institutionalisierte Pflege in die Wege zu leiten.

Genaues Nachfragen in einer möglichst angstfreien Gesprächsumgebung ist erforderlich, trotzdem ist mit einer Unterschätzung der Sturzfrequenz zu rechnen.

Weitere Angaben zum Gangbild/Stürzen

Falls anamnestische Angaben zu erhalten sind, sind die Sturzbedingungen und nähere Begleitumstände der Stürze zu erfragen.

Dabei sind folgende Gruppen von Stürzen bzw. Sturzursachen zu differenzieren:

- Stürze aufgrund von Bewußtseinstrübung/Bewußtseinsverlust im Rahmen paroxysmaler Erkrankungen (Synkopen oder präsynkopale Zustände). Der Sturz ist hier direkte Folge der Bewußtseinseinschränkung (synkopaler Sturz).

- Stürze, die vorwiegend durch ungewöhnliche äußere Ereignisse verursacht werden (z.B. Unfälle, die von anderen verursacht sind).

- Stürze, für die weder paroxysmale Erkrankungen noch dominierende äußere Ursachen gefunden werden. Diese Stürze treten in der Regel bei Patienten mit Gehstörungen auf und sind Ausdruck eines posturalen Systems, das bereits im Alltag an den Grenzen seiner Leistungsfähigkeit arbeitet. Sie werden vom Patienten meist beschrieben wie: „ich bin ausgerutscht", „da muß wohl etwas gelegen haben" etc. Auch Stürze, für die ein Hindernis verantwortlich gemacht wird, das üblicherweise nicht zum Sturz führt, sind hier zu subsummieren (Teppichkante, Treppenstufe, Bordstein). Nach den Ergebnissen vieler geriatrischer Untersuchungen (Überblick zum Thema in Vellas et al. 1992, sowie Tinetti et al 1986 und 1988) sind die meisten Stürze geriatrischer Patienten als „lokomotorisch bedingte" (nichtsynkopale) Stürze hier einzuordnen.

- Falls keine verwertbaren Angaben gemacht werden, sollte notiert werden, daß die Sturzumstände nicht zu klären sind.

Wohnsituation

Offensichtlich hängt die Selbständigkeit eines behinderten Patienten von den physikalischen Bedingungen des Wohnumfeldes ab. Ein rollstuhlgebundener Patient hat in einer barrierefreien Wohnumgebung eine höhere Selbständigkeit als unter baulich schwierigen Verhältnissen. Unter günstigen baulichen Voraussetzungen ist der Grad an erforderlicher personeller Hilfe deutlich geringer, d.h. die Alltagskompetenz ist höher. Im Gegensatz dazu können z.B. enge Türen, enge Toiletten, Türschwellen, ungünstige Treppen bei gegebenen Funktionseinschränkungen das Ausmaß an Selbständigkeit weiter herabsetzen. Aus diesen Gründen ist zur Zielfestlegung, Planung und Evaluation einer Rehabilitation die Kenntnis des Wohnumfeldes unumgänglich.

Als Kerndaten werden Angaben zum Stockwerk, zur Anzahl der Treppenstufen und zum Vorhandensein eines Aufzuges erhoben.

Gefahrenquellen bzw. Mobilitätsbarrieren in der Wohnung

Hier können weitere Angaben zu relevanten Details des Wohnumfeldes gemacht werden.

Hilfsmittel

Hilfsmittel bei Lokomotion

Unter diesem Punkt sollen die aktuell bei der Lokomotion verwendeteten Hilfsmittel aufgeführt werden. Hier wird angekreuzt, mit welchem Hilfsmittel der Patient sich aktuell fortbewegt.

Hilfsmittel allgemein

Die adäquate Hilfsmittelversorgung ist neben der Rehabilitationsindikation und der Plazierungsentscheidung ein zentrales Zielgebiet des geriatrischen Assessments. Die Verwendung von inadäquaten Hilfsmitteln kann zu Komplikationen und Gefahrenquellen führen, die Non-Compliance bei Hilfsmitteln ebenfalls. Hilfsmittel können Kompensationsmechanismen unterstützen und dadurch die Restitution gestörter Körperfunktionen bremsen. Infolgedessen beeinflussen sie die Restitution von Funktionen und den Rehabilitationsablauf. Sie müssen einzeln erfaßt werden, durch intensive Funktionsdiagnostik muß ihr Stellenwert im Therapieplan und im Rehabilitationsverlauf beurteilt werden.

Kooperation und Compliance

Die folgenden Punkte sind in den meisten Fällen ohne Rücksprache mit den professionell Pflegenden, den anderen beteiligten Teammitgliedern und den Angehörigen nicht zu beantworten.

Compliance bei der Medikation

Eine große Gruppe von unerwünschten Arzneimittelwirkungen geht auf die falsche Handhabung von Medikamenten durch den Patienten zurück. Hier sind eine Fülle von Gründen denkbar: Im geriatrischen Bereich sind vor allen Dingen kognitive und manuelle Defizite zu eruieren. Zur Compliance bei Medikation gehört auch die Fähigkeit des Patienten, eine Blister-Packung zu handhaben, eine Kindersicherung zu überwinden oder die Medikamentengabe so an Angehörige zu delegieren, daß sie zuverlässig gewährleistet ist. Bei einer Querschnittsuntersuchung eines bisher nicht bekannten Patienten ist dieser Punkt u.U. nicht zu beantworten, dann ist „unbekannt" anzukreuzen. Auch hier sind wieder Hinweise des betreuenden Arztes, der professionell Pflegenden oder der Angehörigen einzuholen.

Compliance beim Hilfsmittelgebrauch

Compliance-Probleme beim Einsatz von Hilfsmitteln sind ebenfalls häufig. Es gibt für den Patienten viele Gründe, ein Hilfsmittel abzulehnen, ebenso gibt es viele Gründe, diese Ablehnung nicht den Verordnenden mitzuteilen. Neben der generell in der Altersgruppe vorhandenen Tendenz zur sozial erwünschten Antwort wird die Geste der Hilfsmittelverschreibung durchaus als „Geschenk" erlebt, das man nicht ohne Verletzung von sozialen Regeln zurückweisen kann. Die Tendenz, ein zum Teil teueres Hilfsmittel auf jeden Fall erst einmal anzunehmen, ist sicher verständlich. Wenn dann im Alltag Probleme im Umgang mit dem Hilfsmittel auftreten, wird es beiseite gelassen. Neben diesem Nichtgebrauch von Hilfsmitteln gibt es auch den Gebrauch von falschen Hilfsmitteln, die vorhandene funktionelle Defizite verschärfen oder besondere Gefahrenquellen darstellen. So kann bei einem sturzgefährdeten Patienten ein Hilfsmittel (z.B. Unterarm-Gehstützen), mit dem man nicht gut umgehen kann, eher eine zusätzliche Gefahrenquelle darstellen als eine Hilfe.

Auch ist die korrekte Verordnung dadurch erschwert, daß in der Testsituation u.U. ein anderes Verhalten vom Patienten präsentiert wird als in der Alltagssituation. In einer rehabilitativ orientierten Verordnungspraxis von Hilfsmitteln wird der Hauptsinn des Hilfsmittels darin gesehen, erhaltene Funktionen möglichst aktiv zu halten und nicht durch den Hilfsmittelgebrauch zu bremsen. Je nach funktioneller Situation kann ein Hilfsmittel dazu führen, daß Körperfunktionen vernachlässigt werden. So kann z.B. ein Lifter die Angehörigen dazu verführen, den Patienten passiv zu bewegen, statt ihn dem ständigen Training durch einen Transfer mit Eigenbeteiligung auszusetzen. So kann eine Überversorgung an Hilfsmitteln die

Selbständigkeit vermindern. Auch dieser Sachverhalt ist unter dem Stichwort „Compliance bei Hilfsmittelgebrauch" im Assessment zu beurteilen.

Problematisch ist u.U. auch die Verordnung von Rollstühlen. Leichtlauf-Adaptiv-Rollstühle, die genau auf einen Patienten angepaßt sind, befähigen ihn zum Rollstuhlgang („trippeln"), bei dem wichtige Rumpf- und Beinfunktionen und die Koordination geschult und aktiv erhalten werden. Diese Aspekte werden dem Patienten in der Rehabilitation vermittelt. Er wird ihnen unter dem Druck der Situation zustimmen. Nicht selten kommt es dann aber in häuslicher Umgebung dazu, daß der Patient trotz dieser aktivierenden Erfahrung dazu neigt, die Bequemlichkeit eines couchähnlichen Rollstuhls („Hängematte") den Anstrengungen des Leichtlauf-Adaptiv-Rollstuhls vorzuziehen.

Im Bereich der Apoplexrehabilitation führt der Gebrauch von Bettbügeln und Vier-Punkt-Stöcken zur unphysiologisch-asymmetrischen Kompensation. Die gesunde Seite wird maximal eingesetzt, Spastikförderung der betroffenen Seite ist die direkte Folge. Viele Patienten sind aufgrund einer kurzfristig durch Kompensation erhöhten Selbständigkeit dazu bereit, diesen physiologischen Nachteil in Kauf zu nehmen.

Das neurophysiologische Konzept nach Bobath geht auf der Grundlage von klinischen Beobachtungen davon aus, daß eine übermäßige Kompensation die Möglichkeiten physiologischer Entwicklung bremst, auf lange Sicht ungünstig ist und zu Schäden führt. Gegenläufig zu dieser Position steht das Verlangen des in der Lebenszeit begrenzten Patienten, möglichst schnell funktionelle Unabhängigkeit zu erreichen, auch um den Preis der Spastikerhöhung.

Dieser Konflikt zwischen „kompensierendem" Verhalten und dem Ziel, möglichst physiologische Bewegungsabläufe anzubahnen, hängt sehr oft mit dem Hilfsmittelgebrauch zusammen. So können z.B. einige Patienten nach Apoplex mit einem Vierpunktstock gehen, entwickeln dabei aber eine starke Asymmetrie und Spastik, die weitere motorische Entwicklungsmöglichkeiten blockiert. Unter dem steuernden Einfluß des Therapeutischen Teams halten sie sich zuerst an therapeutische Absprachen, entwickeln aber im späteren Alltag eigenwillige kompensierende Bewegungsmuster zum Teil unter Zuhilfenahme von Hilfsmitteln. Solche und ähnliche Themen sind hier zu beurteilen.

Compliance bei Diät/Trinken

Zu beachten ist das bekannte Problem des verminderten Durstempfindens beim älteren Menschen. Eine Überprüfung seiner Trinkgewohnheiten ist deshalb erforderlich. Die Compliance bei Diät spielt vor allem bei Diabetespatienten eine wichtige Rolle. Hierbei ist im geriatrischen Bereich von lebenslang eingespielten Gewohnheiten auszugehen, die in der Regel nicht zu durchbrechen sind. Die Compliance-Frage bei den Eßgewohnheiten soll auch dazu beitragen, eine realistische Therapieplanung zu durchzuführen. Es erscheint im Einzelfall wenig sinnvoll, viel Zeit in Diätschulungen zu investieren, wenn seit Jahren bekannt ist, daß eine Verbesserung der Compliance nicht zu erreichen ist.

Mitwirkung/Kooperation im Pflegealltag

Das Problem der Pflege bzw. Selbstpflege steht im Zentrum des geriatrischen Assessments. Hierbei geht das soziale Umfeld und auch der Betroffene auf der verbalen Ebene mit gewisser Selbstverständlichkeit von der Position aus, daß eine Erhöhung der Selbständigkeit selbstverständliches Ziel aller Beteiligten ist. Dies ist keinesfalls so. Viele Patienten, die ein Leben lang eine hohe Leistung für ihre Angehörigen und Familien erbracht haben, erwarten im Alter und in der Krankheit gleichsam als symmetrischen Ausgleich und als Beweis der Zuwendung die Versorgung durch ihre Angehörigen. Die meisten Patienten werden diese Position nicht auf der verbalen Ebene äußern, werden aber im Pflegealltag eindeutige Signale aussenden, die diesen Anspruch vermitteln. Diese nonverbalen Signale sind als Willensäußerung des geriatrischen Patienten ernstzunehmen. Sie führen natürlich zu einer sehr kritischen Einschätzung des Rehabilitationspotentials. Man muß sehen, daß es neben dem Anspruch auf Rehabilitaion gleichberechtigt und abhängig von der Entscheidung des Einzelnen ein *Recht auf pflegende Versorgung* gibt.

So berechtigt dieser Versorgungsanspruch auch ist, so ist er doch ein Hindernis für eine funktionell erfolgreiche Rehabilitation. Die Versorgungsneigung wird sich im Pflegealltag zeigen. Professionell Pflegende werden erkennen, daß der Patient innerlich wenig geneigt ist, mühevolle Eigenaktivität zu übernehmen. Das Verhalten im Pflegealltag ist somit einer der wichtigsten Indikatoren für Rehabilitationserfolg.

Die Mitwirkung und Kooperation im Pflegealltag ist das Kernziel rehabilitativer Bemühungen. Die Patienten sollen ja nicht „Krankengymnastik" oder „Ergotherapie" lernen, sondern Eigenaktivität im Alltag (Selbstpflege). Deshalb kommt dem im Item abgefragten Inhalt große Bedeutung zu. Dabei wird in der Graduierung nicht nach den Gründen gefragt, aus denen heraus ein Patient wenig kooperiert. Auch der Begriff Motivation ist in diesem Zusammenhang zweifelhaft. Er geht als Sammelbegriff für die innere Einstellung, die einer Handlungsweise zugrunde liegt, zu sehr von einer Normalsituation aus und verlangt zu sehr die Introspektion in die psychischen Beweggründe.

Mit dem vorliegenden Item soll die Phänomenologie des Alltagsverhaltens erfaßt werden. Dem Item liegt nicht das Ziel zugrunde, psychische Vorgänge ätiologisch zu beurteilen.

Probleme bei diesem Punkt erfordern eine Abklärung auf behandelbare Ursachen: Eine Anämie, die zur Adynamie führt, oder eine Depression mit Antriebsstörung ist hier anders einzuschätzen als eine grundsätzliche Lebensentscheidung, passiv und gut versorgt das Lebensende abzuwarten. Auch hier dient die Kodierung zur Identifizierung des Problems und nicht zu seiner Klärung.

Neigung, Versorgung anzufordern statt selbst aktiv zu werden

Im vorherigen Punkt wurde auf der phänomenologischen Ebene die verminderte Kooperation im Pflegealltag beurteilt. Dieser Punkt soll ein Patientenverhalten erfassen, das *in fordernder Weise pflegerische Unterstützung verlangt,* obwohl nach objektiver Beurteilung Eigenaktivität möglich wäre. Diese Diskrepanz ist sicherlich noch in schärferer Weise als beim vorhergehenden Punkt eine Kontraindikation für Rehabilitation.

Hier wird auch deutlich, daß bei der Beurteilung der Rehabilitationsfähigkeit biographisch fixierte Persönlichkeitsmerkmale eine Rolle spielen. Menschen, die Zeit ihres Lebens im Sozialverhalten sehr stark den Einsatz von anderen eingefordert haben und eine Asymmetrie in der Anstrengung zu ihren Gunsten produziert haben, werden die Anstrengung und Mühen einer Rehabilitation nicht durchstehen. Das wird sie unter Umständen nicht daran hindern, auf der verbalen Ebene die Leistungen anderer quasi als Rehabilitation von außen einzufordern.

Inaktivierende Überversorgung

Dem unausgesprochenen oder ausgesprochenen Wunsch des Patienten nach Versorgung entspricht auf Seiten der pflegenden Angehörigen u.U. die Tendenz zur Überversorgung. Eine Pflege in Bereichen, wo der zu Pflegende zur Eigenaktivität in der Lage ist, führt zur „erlernten Hilfslosigkeit". Hier entstehen gerade auch in der Geriatrie symbiotische Systeme, in denen die Beteiligten (Pflegebedürftige und Pflegende) wechselseitige Ansprüche auf Versorgung und „Herrschaft durch Pflege" befriedigen. Auch diese psychodynamischen Konstellationen werden von den Beteiligten nicht erkannt oder zugegeben. Es obliegt der Beurteilung durch den psychodynamisch geschulten Arzt, solche psychopathologischen Konstellationen zu erkennen. Die Brisanz, die in dieser psychodynamischen Konstellation steckt, wird gerade dann sichtbar, wenn es in der Rehabilitation zu funktionellen Verbesserungen kommt, die das psychodynamische System ins Wanken bringen. Es gibt pflegende Angehörige, die aus verschiedenen Gründen die Bemühungen um Selbständigkeit nicht ertragen können. Auf der verbalen Ebene wird die Mühe und Anstrengung anerkannt, die der Rehabilitant aufwendet. Auf der psychodynamischen Ebene ist aber der Verlust von Macht oder der Verlust einer sinnvollen Aufgabe das eigentliche Thema des Pflegenden. Dieser Punkt soll ebenfalls deutlich machen, daß es weit jenseits blanker Funktionsdiagnostik rehaentscheidende Faktoren im seelischen Erleben der Beteiligten gibt, auf die ein Assessment eingehen muß. Funktionsdiagnostik allein genügt nicht, Erfassung psychodynamischer Zusammenhänge ist unverzichtbar. Fehleinstellungen in diesen Bereichen werden sich vor allen Dingen bei Kontroll-Assessments zeigen. Aufgrund der beschriebenen Psychopathologie werden u.U. pflegerisch-therapeutisch erzielte Erfolge nur kurze Zeit Bestand haben und im Alltag durch Überversorgung zunichte gemacht werden.

Dabei ist zu berücksichtigen, daß pflegende Angehörige auch von Seiten ihres sozialen Umfeldes einem hohen Druck in Richtung versorgender Pflege ausgesetzt sind. Das Umfeld ist oft nicht in der Lage, die von außen zu beobachtende Passivität des Pflegenden zu ertragen, wenn gleichzeitig der Pflegebedürftige sich unter dem offensichtlichen Einsatz aller seiner Kräfte bemüht, eine Alltagshandlung zu vollbringen, die der Helfer doch in viel kürzer Zeit leisten könnte.

Überlastung der pflegenden Angehörigen

Gerade in den beschriebenen psychopathologischen Konstellationen kommt es sehr leicht zu einer psychischen und physischen Überforderung der Pflegenden. Wenn hier nicht durch entsprechende Maßnahmen gegengesteuert wird, kann dies zum Zusammenbruch des Versorgungssystems führen. Anzeichen für eine beginnende Dekompensierung sollen durch das Assessment erfaßt werden.

In dem hier angesprochenen Problemfeld ist die diagnostische Begründung und therapeutische Empfehlung zur Einbeziehung ambulanter Pflege und anderer ambulanter Hilfsdienste zu sehen. Frühe Anzeichen für eine Dekompensation des Pflegesystems begründen die Indikation zur Einschaltung ambulanter professioneller Hilfen aller Art.

Auch der differenzierte Einsatz verschiedener Pflegeformen (Tagespflege, Kurzzeitpflege etc.) ergibt sich aus der Analyse des Pflegesystems.

Beurteilungen und Entscheidungen

Zusammenfassendes Urteil über die Ergebnisse des Assessments, Präzisierung der Prognose, gegebenenfalls Veränderungen gegenüber dem Vorassessment

Zum Zweck der Vereinheitlichung und Auswertung des Assessments wurden viele Punkte formalisiert. Ein umfassendes Urteil über die Lebensplanung eines Menschen ist in vorformulierten Items jedoch nicht möglich. Die individuelle Interpretation und Bewertung der Befunde durch den beurteilenden Arzt gehört wesentlich zur ärztlichen Diagnostik und Therapie, zumal im psychosozialen Bereich, in dem weniger objektive Daten zur Verfügung stehen als im somatischen.

Auch die Individualprognose läßt sich nicht immer mit den verfügbaren Meßverfahren abbilden.

Der Vergleich gegenüber einem Vorassessment kann so vielfältige Gesichtspunkte ergeben, daß eine Formalisierung mit vertretbarem Aufwand nicht zu leisten ist.

Deshalb bleibt die Notwendigkeit einer freien Formulierung des Assessmentergebnisses.

Entscheidungen

Jedes Assessment ist nur so gut wie die Entscheidungen, zu denen es führt. Um die Richtigkeit von Entscheidungen am Verlauf zu überprüfen, müssen diese eindeutig formuliert werden. Das Assessment schließt daher ab mit einer Liste von Fragen zu den häufigsten Maßnahmen. Der Untersucher soll nach Durchführung des Assessments dezidiert Stellung beziehen.

Zusammenfassung der Teambesprechungen während der Rehabilitation/Interventionen (inkl. Datum und Teilnehmer)

Geriatrisches Assessment und geriatrische Rehabilitation sind komplexe Prozesse, die die interdisziplinäre Zusammenarbeit erfordern. Viele Fragen, die im vorliegenden Assessment aufgeworfen wurden, sind aus einer ärztlichen Anamnese und Untersuchung heraus allein nicht zu klären. Deshalb gehört die Einbeziehung anderer Berufsgruppen unabdingbar zum Assessment. Der Arzt muß entscheiden, welche Berufsgruppen in das Assessment und die Rehabilitation einzubeziehen sind.

Abschlußbeurteilung, nachdem eine Rehabilitation durchgeführt wurde

Die ambulante Rehabilitation war beeinträchtigt durch reha-relevante Begleitpathologica

Standardisierte Beurteilung von reha-relevanten Begleiterkrankungen. Am Ende der Rehabilitation soll der behandelnde Arzt in Rücksprache mit dem Team beurteilen, ob der Verlauf der Rehabilitation *durch von Beginn an vorliegende Begleiterkrankungen/Pathologica* beeinträchtigt war. Als reha-relevante Begleiterkrankung soll jede Erkrankung und/oder Behinderung aufgefaßt werden, die die Rehabilitation verlängerte oder ihren Effekt verminderte.

Die Beurteilung sollte in folgender Graduierung erfolgen: Die ambulante Rehabilitation war durch Begleiterkrankungen/begleitende Behinderungen nicht – leicht – mittel – stark beeinträchtigt.

Diese Beurteilung soll ergänzt werden durch eine Liste der reha-relevanten Begleiterkrankungen oder begleitenden Behinderungen (Freitext).

Die subjektive Variabilität, die in dieser globalen Beurteilung liegt, wird verringert durch den Teamprozeß, in dem solche Beurteilungen besprochen und mit ähnlichen Situationen in Verbindung gebracht werden. In Therapeutischen Teams, die lange und offen zusammenarbeiten, entwickelt sich so etwas wie ein kollektives Gedächtnis, in dem Vergleichsmaterial liegt, das bei der Beurteilung eines Patienten herangezogen wird.

Die ambulante Rehabilitation war beeinträchtigt durch reha-relevante Komplikationen während des Verlaufes

Standardisierte Beurteilung von reha-relevanten Komplikationen im Rehabilitationsverlauf. Die *während der Rehabilitation* auftretenden Komplikationen im Sinne von intermittierenden Erkrankungen und Unfällen sollen in ihrer Auswirkung auf den Rehabilitationsverlauf standardisiert beurteilt werden.

Als reha-relevante Komplikation soll jede Erkrankung und/oder jeder Unfall aufgefaßt werden, durch die/den die Rehabilitation verlängert oder in ihrem Effekt vermindert wurde. Als sicheres Indiz für eine Komplikation ist ein *nicht organisatorisch bedingter Therapieausfall* anzusehen.

Die Beurteilung sollte in folgender Graduierung erfolgen: Die Rehabilitation war durch Komplikationen nicht – leicht – mittel – stark beeinträchtigt.

Diese Beurteilung soll ergänzt werden durch eine Liste der reha-relevanten Komplikationen (Freitext).

Globale Beurteilung der Rehabilitation
„Hat sich ihre Lebenssituation (die Lebenssituation des Patienten) durch die Rehabilitation verbessert, verschlechtert oder ist sie gleichgeblieben?"

1. Standardisierte Globalbeurteilung des Rehabilitationsverlaufes durch den Patienten. Der Patient soll am Ende der Rehabilitation folgende Frage beantworten:

   „Hat sich ihre Lebenssituation durch die Rehabilitation verbessert, verschlechtert oder ist sie gleichgeblieben?"

   Bei der Antwort „verschlechtert" wird als Fortsetzung gefragt: „Leicht, mittel oder stark verschlechtert?"

   Bei der Antwort „verbessert" wird weitergefragt: „Leicht, mittel oder stark verbessert?"

2. Standardisierte Globalbeurteilung des Rehabilitationsverlaufes durch den Arzt. Parallel dazu beurteilt der behandelnde Arzt als Zusammenfassung der Beurteilung durch das Therapeutische Team die folgende Frage:

   „Hat sich die Lebenssituation des Patienten durch die Rehabilitation verbessert, verschlechtert oder ist sie gleichgeblieben?"

Die Beurteilungen „verbessert" oder „verschlechtert" werden wie oben graduiert in „leicht", „mittel" oder „stark".

Die folgende Graduierungsvorschrift soll die subjektive Variabilität, die unvermeidlich in klinischen Graduierungen dieser Art liegt, vermindern:

- leicht verbessert = dem professionellen Beobachter fällt eine Verbesserung auf, unter Umständen nur in speziellen Testsituationen,
- mittel verbessert = die Verbesserung kann auch von einem nichtprofessionellen Beobachter im Alltag festgestellt werden,
- stark verbessert = die Verbesserung ist überdurchschnittlich verglichen mit einem entsprechenden Patientenkollektiv.

Analog hierzu wird bei Verschlechterungen verfahren.

Glossar

Behinderung

Jeder regelwidrige körperliche oder psychische Zustand, der zu einer nicht nur vorübergehenden Funktionseinschränkung mit sozialer Beeinträchtigung führt.

Compliance

Therapietreue. Regelmäßigkeit und Präzision, mit denen therapeutische Absprachen eingehalten werden.

Dysarthrie

Störung des Sprechens (nicht der Sprache!) durch Funktionsstörung der Sprechwerkzeuge. Artikulation, Phonation, Prosodie und/oder Sprechrhythmus sind beeinträchtigt.

Dysautognosie

Fehleinschätzung der eigenen Kapazitäten bei der Bewältigung von Alltagsaufgaben.

Familiale Hilfe

Unterstützung bei der Lebensführung durch Familienangehörige, aber auch durch Freunde, Bekannte, Nachbarn, also Personen aus dem gewachsenen Lebensumfeld.

Geriatrie

Das medizinische Fachgebiet für die Krankheiten und Behinderungen derjenigen älteren Patienten, die multidimensional in ihrer Gesundheit und Selbstpflege eingeschränkt sind.

Neben der nosologischen Diagnostik und Therapie gehört die Rehabilitation als Schwerpunkt zur Geriatrie. Die rehabilitativen Interventionen beruhen dabei auf einer quantifizierten, alltagbezogenen Funktionsdiagnostik und Funktionsprognose. Den Wechselwirkungen zwischen Körper, Psyche, personellem und materiellem Umfeld kommt dabei eine besondere Bedeutung zu, ebenso der persönlichen Ziel- und Wertsetzung der Patienten.

Entsprechend diesem multidimensionalen Ansatz werden medizinische, pflegerische, therapeutische und soziale Interventionen interdisziplinär geplant und durchgeführt (Definition nach Runge/Rehfeld 1995).

Geriatrische Rehabilitation

Rückführung eines geriatrischen Patienten zur größtmöglichen Selbstständigkeit in einem selbstgewählten Umfeld.

Geriatrischer Patient

Ein älterer Mensch, der durch die Wechselwirkungen von Altersveränderungen, multiplen Erkrankungen und multiplen Behinderungen in seiner Selbstversorgung bzw. seinem Selbstpflegepotential eingeschränkt oder bedroht ist.

Geriatrisches Assessment

Der diagnostische Prozeß, mit dem der gesundheitliche Gesamtzustand des geriatrischen Patienten multidimensional (und möglichst interdisziplinär) erfaßt und bewertet wird mit dem Ziel, weitere Interventionen zu planen, durchzuführen und in ihrem Verlauf zu evaluieren. Eine quantifizierende Funktionsdiagnostik und Prognose gehören zum Assessment, dessen Umfang und Zusammensetzung sich nach den anstehenden Entscheidungen richtet.

Hemineglect

Nach Hirnschädigung werden Reize aus einer Raum- und Körperhälfte nicht oder nicht genügend registriert und beantwortet, ohne daß primäre Störungen der Sensorik vorliegen müssen. Außerdem liegt eine verminderte Exploration einer Raum- und Körperhälfte vor. Auch die kognitive Repräsentation des Raumes kann halbseitig gestört sein. Zur Zeit meist gedeutet als halbseitige Störung des Aufmerksamkeitssystems. Bei Rechtshirnschädigung häufiger, schwerer und länger anhaltend als bei Linkshirnschädigung.

Hyperexpectation

Unrealistische und unkorrigierbare Erwartungshaltung im Rehabilitationsprozeß gegenüber den Möglichkeiten von therapeutischen und rehabilitativen Maßnahmen.

Ideatorische Apraxie

Bei Schädigung der sprachdominanten Hemisphäre beidseitig auftretende Störung in der Auswahl und Anordnung von sequentiell aufeinander folgenden Bewegungen, so daß die intendierte Handlung mißlingt. Es handelt sich um Störungen von Handlungsfolgen im Umgang mit Gegenständen. Im Gegensatz zur ideomotorischen Apraxie (s.u.) ist die ideatorische im Alltag auffällig, der Patient schmiert z.B. Butter in die Tasse, Zahnpasta auf den Kamm. Das zweckmäßiges Hantieren mit gewohnten Gegenständen, z.B. einer Schere (als Test) oder der Nachtglocke ist gestört, obwohl keine Parese oder andere primär motorische Störung vorliegt.

Ideomotorische Apraxie
Bei Schädigung der sprachdominanten Hemisphäre beidseitig auftretende Störung in der Auswahl und Anordnung von sequentiell aufeinander folgenden Bewegungselementen zu Bewegungen. Das Imitieren von einfachen Bewegungen gelingt nicht oder nur bruchstückhaft, obwohl diese Bewegung in einem spontanen Zusammenhang erhalten sein kann. Kennzeichen der Apraxie ist die Parapraxie, d.h. die aus falschen Bewegungselementen zusammengesetzte Bewegung. Die ideomotorische Apraxie ist im Alltag nicht auffällig, sie fällt erst in spezifischen Testsituationen auf.

Institutionalisierte Pflege
Pflegerische Versorgung in einer Einrichtung, die dem Heimgesetz unterliegt.

Item
Unterpunkt in einer Skala, einem Fragebogen oder Meßinstrument.

Lokomotion
Umfassender Begriff für alle gezielten und kontrollierten Orts- und Lageveränderungen des Körpers.

Orthese
Hilfsmittel zur Stützung und Sicherung neuromuskulär defizitärer Haltefunktionen des Bewegungsapparates.

PEG
Percutane endoskopische Gastrotomie.

Plazierung
Gezielte Veränderung der Wohnumgebung/Unterbringung und damit verbunden auch oft der Versorgungsform eines Patienten, möglichst auf der Basis eines Assessments und nach Durchführung indizierter rehabilitativer Maßnahmen.

Posturales System
Zusammenfassende Bezeichnung für alle Strukturen und Funktionen, die zur Regelung der aufrechten bzw. zweckmäßigen Körperhaltung im Stand und bei der Lokomotion erforderlich sind.

Professionelle Hilfe
Unterstützung in der Lebensführung durch ausgebildete Fachkräfte für die einzelnen Lebensbereiche (Pflege, Hauswirtschaft, Betreuung etc.).

Pushersyndrom
Durch Hirnschädigung verursachte Wahrnehmungsstörung der eigenen Körperlängsachse mit konsekutiver Lateropulsionstendenz, d.h. der Patient empfindet eine objektiv senkrechte Ausrichtung seiner Körperlängsachse als schief und stößt sich aktiv in Richtung der betroffenen Seite. Dadurch wird selbständiges Stehen und Gehen unmöglich, und für Helfer entstehen problematische, eventuell unerwartete Situationen. Bei Rechtshirnschädigung häufiger als bei Linkshirnschädigung.

Rehabilitationsteam
Rehabilitativ tätige interdisziplinäre Arbeitsgruppe unter einheitlicher Leitung und Koordination, bestehend aus Mitarbeiterinnen und Mitarbeitern verschiedener Berufsgruppen: Medizin, Pflege, Krankengymnastik, Physikalische Therapie, Logopädie, Ergotherapie, Sozialarbeit, Psychologie, Seelsorge, unter Umständen Kunsttherapie, Musiktherapie.

Transfer
Umsetzen aus dem Sitzen ins Sitzen oder Liegen, z.B. aus dem Rollstuhl in den Stuhl oder ins Bett, auf die Toilette.

Literaturliste

Abrams WB, Berkow R (Hrsg) (1990) The Merck Manual of Geriatrics. Merck Sharp & Dohme, Rahway, N.Y.

Albert, ML (1973) A simple test of visual neglect. Neurology 23: 658–64

Arbeitsgruppe Geriatrisches Assessment (Hrsg.) Geriatrisches Basisassessment. MMV Medizin Verlag, München 1995

Bobath B (1985) Die Hemiplegie Erwachsener. Thieme Verlag, Stuttgart New York 4. Aufl.

Brocklehurst JC, Tallis RC, Fillit HM (1992) Textbook of Geriatric Medicine and Gerontology. 4. Edition Churchill Livingstone, Edinburgh

Bundesarbeitsgemeinschaft für Rehabilitation (Hrsg.) Rehabilitation Behinderter. Deutscher Ärzte-Verlag, 2. Auflage Köln 1994

Bundesministerium für Familie und Senioren: 1. Teilbericht der Sachverständigenkommission zur Erstellung des 1. Altenberichtes der Bundesregierung. Ohne Herausgabedatum

Bundesministerium für Familie und Senioren: Erster Altenbericht. Die Lebenssituation älterer Menschen in Deutschland. Drucksache 12/5897, Bonn 1993

Collegium Internationale Psychiatriae Scalarum: Internationale Skalen für Psychiatrie. 3. Auflage Beltz Test, Weinheim 1986

Cramon von D, Mai N, Ziegler W (Hrsg.) (1995) Neuropsychologische Diagnostik. Chapman & Hall, Weinheim

Cramon von D, Zihl J (Hrsg.) (1988) Neuropsychologische Rehabilitation. Springer Verlag, Berlin

Davies PM (1986) Hemiplegie. Springer Verlag, Berlin

Davies PM (1991) Im Mittelpunkt. Springer Verlag, Berlin

Evans JG, Williams TF (Hrsg.) (1992) Oxford Textbook of Geriatric Medicine. Oxford University Press, Oxford

Fischer GC (Hrsg.) (1991) Geriatrie für die hausärztliche Praxis. Springer Verlag, Berlin

Folstein MF, Folstein SE, McMugh PR (1975) "Mini-Mental State": A practical method for grading the cognitive state of patients for the clinician. J Psychiatr Res 12: 189–198

Füsgen I (1995) Der ältere Patient. Urban & Schwarzenberg, München

Fullerton KJ, McSherry D, Stout RW (1986) Albert's Test: A neglected test of perceptual neglect. The Lancet Feb 22: 430–32

Gerdes N, Jäckel WH (1995) Der IRES-Fragebogen für Klinik und Forschung. In: Die Rehabilitation (zur Veröffentlichung angenommen)

Görres S (1992) Geriatrische Rehabilitation und Lebensbewältigung. Juventa, Weinheim

Gordon M (1994) Nursing Diagnosis. 3. Auflage Mosby, St. Louis

Katz S, Ford AB, Moskowitz RW et al. (1963) Studies of illness in the aged. The index of ADL: A standardized measure of biological and psychosocial function. J Am Med Assoc 185: 914–919

Konzeption „Ambulante geriatrische Rehabilitation", Ministerium für Arbeit, Gesundheit und Sozialordnung Baden-Württemberg, Stuttgart, 14. 7. 1994, AZ.: 44-5030.1.6.4

Kruse W, Nikolaus T (1992) Geriatrie. Springer Verlag, Berlin

Kuratorium Deutsche Altershilfe (Hrsg.) Resident Assessment Instrument – RAI – Trainingsmanual und Abklärungshilfen. Robert-Bosch-Stiftung, Stuttgart 1994

Lachs MS, Feinstein AR, Cooney LM jr et al. (1990) A simple procedure for general screening for functional disability in elderly patients. Ann Intern Med 112: 699–706

Lawton MP, Brody EM (1969) Assessment of older people: Self-maintaining and instrumental activities of daily living. Gerontologist 9: 179-186

Lehr U (1991) Psychologie des Alterns. 7. Aufl., erg. und bearb. von Hans Thomae, Quelle & Meyer, Heidelberg

Lindenberger U, Baltes P (1995) Kognitive Leistungsfähigkeit im hohen Alter: Erste Ergebnisse aus der Berliner Altersstudie. Z Psychol 203: 283–318

Mahoney FI, Barthels DW (1965) Functional Evaluation: the Barthel Index. Maryland State Med. J. 14, 61–65

Masur H (1995) Skalen und Scores in der Neurologie. Thieme, Stuttgart

Mathias S, Nayak USL, Isaacs B (1986) Balance in elderly patients: The "Get-up and Go" test. Arch Phys Med Rehabil 67: 387–389

Mauritz KH (1994) Rehabilitation nach Schlaganfall. Kohlhammer Verlag, Stuttgart

Meier-Baumgartner HP (1991) Geriatrische Rehabilitation im Krankenhaus. Quelle & Meyer, Heidelberg

Ministerium für Arbeit, Gesundheit und Sozialordnung Baden-Württemberg: Geriatriekonzept. Politik für die ältere Generation Band 8. Ministerium für Arbeit, Gesundheit und Sozialordnung Baden-Württemberg, Stuttgart 1992

Ministerin für Arbeit, Soziales, Jugend und Gesundheit des Landes Schleswig-Holstein (Hrsg.) Projekt Geriatrie des Landes Schleswig-Holstein. Kiel 1995

Nikolaus T, Bach M, Specht-Leible N, Oster P, Schlierf G (1995) The Timed Test of Money Counting. A Short Physical Performance Test for Manual Dexterity and Cognitive Capacity. Age Ageing 24: 257–258

Nikolaus T, Barlet J, Sauer B, Oster P, Schlierf G (1995) Beurteilung des Risikos von Hilfs- und Pflegebedürftigkeit sowie des Mortalitätsrisikos älterer Menschen. Dtsch. med. Wschr. 120: 1457–1462

Nikolaus T, Specht-Leible N (1992) Das geriatrische Assessment. MMV Medizin Verlag, München

Nikolaus T, Oster P, Schlierf G, Gnilka M (1992) Geriatrisches Konsil. Eine Handlungsanleitung. Ministerium für Arbeit, Gesundheit und Sozialordnung Baden-Württemberg, Gesundheitspolitik 24, Stuttgart

Oswald WD, Roth E (1987) Der Zahlen-Verbindungs-Test (ZVT) Handanweisung. 2. Auflage Hogrefe Verlag, Göttingen

Oswald WD, Fleischmann UM (1995) Nürnberger-Alters-Inventar (NAI). 3. Auflage Hogrefe Verlag, Göttingen

Oster P (1995) Geriatrie. In: Kruse W, Schettler G (Hrsg.) Allgemeinmedizin. De Gruyter, Berlin

Pathy MSJ (Ed) (1991) Principles and Practice of Geriatric Medicine. 2. Edition John Wiley & Sons, Chichester

Pientka L (1995) Geriatrische Funktionsbewertung (Geriatric Assessment). In: Füsgen I: Der ältere Patient. Urban & Schwarzenberg, München S. 57–73

Podsiadlo D, Richardson S (1991) The Timed "Up & Go": A test of basic functional mobility for frail elderly persons. Am Geriatr Soc 39: 142–148

Rancho Los Amigos Medical Center (1993) Observational Gait Analysis Handbook. Los Amigos Research and Education Institute, Downey

Rothstein JM, Roy SH, Wolf SL (1991) The Rehabilitation Specialist's Handbook. Davis, Philadelphia

Runge M (1995) Geriatrische Rehabilitation – Besonderheiten des Verlaufes bei neuropsychologischen Störungen. Geriatrie Praxis 9: 50–51

Runge M, Rehfeld G (1995) Geriatrische Rehabilitation im Therapeutischen Team. Thieme Verlag, Stuttgart

Schneider DP, Fries BE, Foley WJ, Desmond M, Gormley WJ (1988) Case mix for nursing home payment: Resource utilization groups, version II. Health Care Financing Review, Annual Supplement 39–52

Tinetti ME (1986) Performance-oriented assessmet of mobility problems in elderly patients. J Am Geriatr Soc, 34: 119–126

Tinetti ME, Ginter SF (1988) Identifying mobility dysfunctions in elderly patients. JAMA 259: 1190–1193

Tinetti ME, Speechley M, Ginter SF (1988) Risk Factors for Falls among Elderly Persons Living in the Community. N Engl J Med 319: 1701–1707

Urbas L (1994) Die Pflege des Hemiplegiepatienten nach dem Bobath-Konzept. Thieme Verlag, Stuttgart

Vellas B, Toupet M, Rubenstein L, Albarède JL, Christen Y (1992) Falls, Balance and Gait Disorders in the Elderly. Elsevier, Amsterdam

Wahl J-H (1996) Ambulante geriatrische Rehabilitation – Der Modellversuch in Baden-Württemberg. Geriatrie-Praxis, München, zur Veröffentlichung angenommen

Wahl J-H (1996) Das Geriatrie-Konzept in Baden-Württemberg und dessen Umsetzung im Rhein-Neckar-Kreis. Das Krankenhaus, Düsseldorf, in Vorbereitung

World Health Organisation (1980) International Classification of Impairments, Disabilities, and Handicaps. World Health Organisation, Genf

World Health Organisation (1995) ICIDH. International Classification of Impairments, Disabilities, and Handicaps. Übersetzt von R. G. Matthesius, Ullstein Mosby, Berlin

Yesavage J, Brink T, Rose T et al. (1983) Development and validation of a geriatric depression screening scale: A preliminary report. J Psychiat Res 17: 37–49

Adressen

Autoren des ambulanten Assessments:

Dr. med. M. Runge, Ärztlicher Direktor der Geriatrischen Klinik Esslingen-Kennenburg und der Geriatrischen Rehabilitationsklinik Ilshofen, Kennenburger Str. 63, 73732 Esslingen

Dr. med. J.-H. Wahl, Leitender Arzt der Geriatrischen Rehabilitationskliniken des Rhein-Neckar-Kreises Sinsheim und Hockenheim, Alte Waibstadter Str. 1, 74889 Sinsheim

Arbeitsgruppe „Geriatrisches Reha-Assessment Baden Württemberg":

Dr. med. C. Emans, Leitender Arzt Krankenhaus Bethel, Schorndorfer Str. 81, 73642 Welzheim

Frau Dr. Henskes, Medizinischer Dienst der Krankenversicherung Baden-Württemberg, Lange Str. 54, 70174 Stuttgart

MR Dr. Hoberg, Ministerium für Arbeit, Gesundheit und Sozialordnung Baden-Württemberg, Postfach 103443, 70029 Stuttgart

Dr. med. C. Hoffmann-Kuhnt, Leitender Arzt Krankenhaus Bethel, Wagnerstr. 5, 78647 Trossingen

ORR Frau Meschenmoser, Ministerium für Arbeit, Gesundheit und Sozialordnung Baden-Württemberg, Postfach 103443, 70029 Stuttgart

Dr. med. E. Müller, Kliniken Schmieder Chefarzt Klinik Konstanz, Eichhornstr., 78464 Konstanz

Prof. Dr. med. P. Oster, Leitender Arzt des Geriatrischen Zentrums Bethanien, Postfach 10 34 49, 69024 Heidelberg

Dr. med. M. Runge, Ärztlicher Direktor der Geriatrischen Klinik Esslingen-Kennenburg und der Geriatrischen Rehabilitationsklinik Ilshofen, Kennenburger Str. 63, 73732 Esslingen

Prof. Dr. med. Dr. P.-W. Schönle, Ärztlicher Direktor der Kliniken Schmieder, Postfach 240, 78473 Allensbach

Dr. med. J.-H. Wahl, Leitender Arzt der Geriatrischen Rehabilitationskliniken des Rhein-Neckar-Kreises Sinsheim und Hockenheim, Alte Waibstadter Str. 1, 74889 Sinsheim

Arbeitsgruppe der Multicenter-Studie Geriatrische Rehabilitation Baden-Württemberg:

Dr. med. B. Brust, Leitende Ärztin der Klinik für geriatrische Rehabilitation Ludwigsburg, Alt-Württemberger Allee 4, 71638 Ludwigsburg

Dr. med. C. Emans, Leitender Arzt Krankenhaus Bethel, Schorndorfer Str. 81, 73642 Welzheim

Dr. N. Gerdes, Hochrhein-Institut, Bergseestr. 61, 79713 Bad Säckingen

Prof. Dr. P. Oster, Leitender Arzt des Geriatrischen Zentrums Bethanien, Postfach 10 34 49, 69024 Heidelberg

Dr. med. M. Runge, Ärztlicher Direktor der Geriatrischen Klinik Esslingen-Kennenburg und der Geriatrischen Rehabilitationsklinik Ilshofen, Kennenburger Str. 63, 73732 Esslingen

Prof. Dr. med. Dr. P.-W. Schönle, Ärztlicher Direktor der Kliniken Schmieder, Postfach 240, 78473 Allensbach

Dr. med. J.-H. Wahl, Leitender Arzt der Geriatrischen Rehabilitationskliniken des Rhein-Neckar-Kreises Sinsheim und Hockenheim, Alte Waibstadter Str. 1, 74889 Sinsheim

Anhang

Anlage 1

Assessmentformular „Ambulante geriatrische Rehabilitation" incl. Barthel-Index, IADL-Index nach Lawton und Brody und Mini-Mental Status

Anlage 2

Landeseinheitlicher Anmeldebogen zur geriatrischen Rehabilitation in Baden-Württemberg

Anlage 3

Assessmentformular der Multicenterstudie „Stationäre geriatrische Rehabilitation Baden-Württemberg 1995"

Anlage 4

Vorlage „Albert-Test" zur Diagnostik des visuellen Hemineglects

Anlage 5

Handlungsanleitungen „Geldzählen" nach Nikolaus und „Linealreaktionstest" nach Runge

Anlage 1

Ambulantes geriatrisches Assessment
(M. Runge, J.-H. Wahl, 5/95)

Personalien

Pat.-Name: Vorname: geb.:

Geschlecht: ☐ w ☐ m ID-Nr.:

Religion:
Muttersprache: ☐ Deutsch ☐ andere _____
spricht Deutsch: ☐ ausreichend ☐ nicht ausreichend

Adresse Patient (incl. Tel.-Nr.):

Adresse und Tel.-Nr. Hausarzt:

Durchführender Arzt/Institution:

Ort der Durchführung:

Zeitpunkt der Durchführung:

Diagnostik

Diagnosen (entsprechend ICD):

Funktionell führende Diagnose(n) mit Zeitangabe des Akutereignisses:

Formalisierung der zur Rehabilitation führenden Diagnose:

Z.n. Apoplex   Ja – Nein **Falls Z.n. Apoplex:**

Ischämie (CT-gesichert) ☐ intracerebrale Blutung (CT-gesichert) ☐
Apoplex ungeklärter Genese ☐ sonstige cerebrale Durchblutungsstörung ☐

Hemiparese rechts ☐ Hemianopsie ☐ ideatorische Apraxie ☐
Hemiparese links ☐ Hemineglect ☐ ideomotorische Apraxie ☐
Aphasie ☐ Pusher-Syndrom ☐ Schluckstörungen ☐
Dysarthrie ☐ räuml.-konstrukt. Störungen ☐ sonstige Störungen ☐

Fraktur/Gelenkerkrankung **Diabet. Spätschäden/AVK**

prox. Femurfraktur ☐ Amputation ☐
Humerusfraktur ☐ AVK ☐
elektive Endoprothese ☐ Polyneuropathie ☐
konservativ behandelter Gelenkschaden, Sonstige ☐
sonstige Fraktur ☐

Sonstige neurolog. Erkrankung **Verzögerte Rekonvaleszenz** **Sonstiger Reha-Grund** ☐

Parkinson ☐ postoperativ ☐
andere ☐ nicht postoperativ ☐ _____

Anlaß und Ziel des Assessments

Anlaß des Assessments:

Nach gesundheitlichem Einbruch durch Akutereignis ☐
Abklärung allmähliche gesundheitliche Verschlechterung ☐
Prävention ☐
Anforderung durch Patient/Angehörige ☐
Administrative Gründe ☐
Sonstiger Anlaß ☐

Ziel des Assessments (Mehrfachnennungen):

Abklärung Indikation zur Rehabilitation ☐
Beurteilung der Pflege- und Versorgungssituation ☐
Plazierungsentscheidung ☐
Hilfsmittelverordnung/Wohnungsadaptation ☐
Evaluation der laufenden Behandlung ☐
Sonstiges Ziel ☐

Weitere Angaben zu Anlaß und Ziel des Assessments (falls erforderlich):

Welche Entscheidungen sollen durch das Assessment getroffen werden?

Zielvorstellungen des Patienten und seiner Angehörigen:

Was soll sich an Ihrem Gesundheitszustand oder an Ihren Alltagsfähigkeiten verbessern?

Zielformulierung auf fachlich-funktionaler Ebene:

(Formulierung der möglichen funktionellen Ziele durch den Untersucher)

Formalisierung des funktionellen Zieles
Welche Besserungen des Gesundheitszustandes oder der Alltagssituation sollen erreicht werden?

	Patient	Rang	Beurteiler	Rang
Pflegeerleichterung	☐	_____	☐	_____
Leben in Privatwohnung	☐	_____	☐	_____
Lokomotion	☐	_____	☐	_____
Allgemeine Besserung	☐	_____	☐	_____
Kommunikation	☐	_____	☐	_____
Besserung Arm/Hand	☐	_____	☐	_____
ADL	☐	_____	☐	_____
Kontinenz	☐	_____	☐	_____
Schmerzlinderung	☐	_____	☐	_____
Kognitive Verbesserung	☐	_____	☐	_____
Krankheitsbearbeitung	☐	_____	☐	_____
Sonstiges	☐	_____	☐	_____

Anlage 1

Anamnese

Seit wann kennen Sie den Patienten:
☐ seit heute   ☐ seit < 1 Monat   ☐ seit < 6 Mon.   ☐ seit < 1 Jahr   ☐ seit < 5 Jahren   ☐ > 5 Jahre

Liegen Ihnen die medizinischen Unterlagen früherer Behandlungen vor:
☐ Nein   ☐ komplett   ☐ teilweise, v.a. aktuelle Daten   ☐ teilweise, relevante Lücken

Hausärztliche Behandlung   ☐ regelmäßig   ☐ gelegentlich   ☐ selten   ☐ bisher nie

Behandlung durch andere niedergelassene Ärzte:
Name/Tel.-Nr./Fachgebiet:

_____   ☐ regelmäßig   ☐ gelegentlich   ☐ selten
_____   ☐ regelmäßig   ☐ gelegentlich   ☐ selten
_____   ☐ regelmäßig   ☐ gelegentlich   ☐ selten
_____   ☐ regelmäßig   ☐ gelegentlich   ☐ selten
_____   ☐ regelmäßig   ☐ gelegentlich   ☐ selten
_____   ☐ regelmäßig   ☐ gelegentlich   ☐ selten

Stationäre oder teilstationäre Behandlungen im letzten Jahr: Wie oft:

Krankenhaus   **Anlaß**   **Zeitraum**

Ambulante Rehabilitationen im letzten Jahr: Wie oft:

durch wen: wann:

Wichtige Angaben aus ärztlicher Anamnese (u.a. aktuelle Beschwerden):

Soziale Anamnese und Pflegeanamnese:

Wo befindet sich der Patient zur Zeit:

☐ Akut-KH ☐ Pflegeheim ☐ auf Dauer ☐ Kurzzeitpflege
☐ stat. Geriatrische Rehabilitation ☐ Altenheim
☐ teilstat. Geriatrische Rehabilitation ☐ Betreutes Wohnen (regelmäßige Pflege verfügbar)
☐ ambul. Geriatrische Rehabilitation ☐ Privatwohnung

Familienstand: Kinder/Angehörige:
Früherer Beruf: ökonom. Situation:

Mit im Haushalt leben:

Adresse des nächsten Angehörigen:

Derzeitige ambulante Hilfen (Doppelnennung, wenn professionelle und familiale Hilfe):

Körperliche Versorgung		tägl. 3x u. mehr	1–2x tägl.	nicht tägl.
keinerlei Hilfe	☐			
Familiale Hilfe	☐	☐	☐	☐
Profess. Hilfe	☐	☐	☐	☐
Institution. Pflege	☐			
Haushaltshilfe:				
keinerlei Hilfe	☐			
Familiale Hilfe	☐	☐	☐	☐
Profess. Hilfe	☐	☐	☐	☐
Institution. Pflege	☐			

Welche ambulanten Dienste werden zur Zeit in Anspruch genommen:

Sozialstation/prof. Pflegedienst ☐ Sozialpsychiatr. Dienst ☐
Tagespflege ☐ Hausnotruf ☐
Essen auf Rädern ☐ regelm. Transportdienst ☐
Nachbarschaftshilfe ☐ Sonstige ☐

Ist dauernde (24stündige) pflegerische Hilfe in unmittelbarer Nähe erforderlich?

☐ Nein ☐ Ja ☐ Noch offen Einschätzung der Pflegestufe: _____

Wer ist die Hauptpflegeperson: ☐ nicht vorhanden ☐ nicht bekannt

Pflegeressourcen der Angehörigen:

☐ keine hinreichenden Informationen
☐ Frage überflüssig, da keine ambul. Pflegesituation
☐ Kontinuierliche Pflege Tag und Nacht möglich ☐ 1–2x tägl. Pflege möglich
☐ mindestens 3x tägl. Pflege möglich ☐ Pflege weniger als 1x tägl. möglich

ADL-Barthel-Score: [Pkt] _____

IADL – n. Lawton u. Brody: [Pkt] _____

Besteht eine Betreuung: ☐ Nein ☐ Ja ☐ nicht bekannt ☐ soll eingeleitet werden

Name und Anschrift des Betreuers:

Bereich, für den Betreuung besteht oder bestehen sollte:

☐ Medizinische Maßnahmen ☐ Wohnungsangelegenheiten
☐ Finanzen ☐ Aufenthaltsbestimmung ☐ Sonstige: _____

Anlage 1

Aktuelle Medikation:

Medikamentenabusus: ☐ Nein   ☐ Ja   ☐ fraglich   ☐ nicht zu beurteilen
Fragl. Medikament:

Alkoholabusus: ☐ Nein   ☐ Ja   ☐ fraglich   ☐ nicht zu beurteilen

Diätvorschriften:

Allergien/Unverträglichkeiten: Ja – Nein   gegen:

Marcumar: Ja – Nein

Schrittmacher: Ja – Nein

Begrenzte Belastbarkeit nach Osteosynthese/Fraktur:

Derzeitige funktionell-übende oder physikal. Therapien:

Befunde der körperlichen Untersuchung und Funktionsdiagnostik

Funktionsrelevante Befunde der ärztlichen Untersuchung:

PEG/nasogastrale Sonde	Ja – Nein	
Urinkatheter	Ja – Nein	suprapubisch transurethral
Kontraktur	Ja – Nein	Wo?
Decubitus	Ja – Nein	Wo? Wie groß?
Ulcus cruris	Ja – Nein	Wo? Wie groß?
Wundheilungsstörung	Ja – Nein	Wo?
Parese	Ja – Nein	Wo?
Amputation	Ja – Nein	Wo?
Kachexie	Ja – Nein	ausgeprägt leicht Gewicht: _____ Größe: _____
Exsikkose	Ja – Nein	ausgeprägt leicht fraglich
cardio-pulmonal begrenzt	Ja – Nein	ausgeprägt leicht fraglich NYHA: _____

Sehen   ☐ ungestört   ☐ behindernd eingeschränkt   ☐ leicht eingeschränkt
Hören   ☐ ungestört   ☐ behindernd eingeschränkt   ☐ leicht eingeschränkt

Weitere reha-relevante Befunde der ärztlichen Untersuchung:

Zeichen für körperliche Gewalt: ☐ Nein   ☐ Ja   ☐ fraglich   ☐ nicht zu beurteilen

Kognition, Kommunikation und Affekte

Bewußtseinstrübungen (Somnolenz):   Ja   Nein   fluktuierend

Orientiertheit:

Orientiertheit zur Zeit	Ja	Nein	fluktuierend
Orientiert zum Ort:	Ja	Nein	fluktuierend
Orientiert zur Situation:	Ja	Nein	fluktuierend
Orientiert zur Person:	Ja	Nein	fluktuierend

Psychomotorische Unruhe: Ja   Nein   fluktuierend

Zeichen für Depression und Angst

Eigenschaftswörterliste (modifiziert nach Janke und Debus)
In welchem Ausmaß entspricht das folgende Eigenschaftswort Ihrem Befinden?

Eigenschaftswort	*Das stimmt*			
ängstlich	gar nicht ☐	etwas ☐	ziemlich ☐	stark ☐
beklommen	gar nicht ☐	etwas ☐	ziemlich ☐	stark ☐
angsterfüllt	gar nicht ☐	etwas ☐	ziemlich ☐	stark ☐
furchtsam	gar nicht ☐	etwas ☐	ziemlich ☐	stark ☐
betrübt	gar nicht ☐	etwas ☐	ziemlich ☐	stark ☐
elend	gar nicht ☐	etwas ☐	ziemlich ☐	stark ☐
traurig	gar nicht ☐	etwas ☐	ziemlich ☐	stark ☐
sorgenvoll	gar nicht ☐	etwas ☐	ziemlich ☐	stark ☐

Kommunikationsskala n. Goodglass u. Kaplan   Stufe

Keine Beeinträchtigungen	6
Bloß subjektive oder minimale Schwierigkeiten	5
Sprachproduktion vermindert, oder Verständnis deutl. eingeschränkt	4
Alltagsprobleme m. geringer Unterstützung, best. Themen nicht mögl.	3
Gedanke häufig nicht übermittelt, gleich viele Kommunikationsanteile	2
Hörer muß Sinn erschließen, erraten, Hauptlast Gesprächspartner	1
Keine verständliche Sprachäußerung oder kein Sprachverständnis	0

Mini-Mental-Status: Punkte _____

ggf. ZVT-G: Sek. _____

Einschätzung der eigenen gesundheitlichen Situation durch Patient:

realistisch aktiv   ☐
realistisch passiv   ☐
unrealistisch   ☐
nicht zu beurteilen   ☐

ggf. Schmerz-Skala

Anzahl der Tage mit Schmerzen in der letzten Woche: _____

Intensität der Schmerzen:
- keine Schmerzen ☐
- eher leicht ☐
- störend, aber erträglich ☐
- gerade noch erträglich ☐
- unerträglich ☐

Hilfsmittel allgemein

	vorhanden	ist zu verordnen
Krankenbett (höhenverstellbar)	☐	☐
Toilettenstuhl	☐	☐
Rollstuhl	☐	☐
Gehbock, Rollator, Gehwagen	☐	☐
Gehstock, UA-Gestütze, Vierpunktstock	☐	☐
Badelifter	☐	☐
Toilettensitzerhöhung	☐	☐
Haltestangen, Haltegriffe	☐	☐
Scalamobil	☐	☐
Eß- und Greifhilfen	☐	☐
orthopäd. Schuhe, Orthesen, Schienen	☐	☐
Kompressionsstrümpfe	☐	☐
Strumpfanzieher	☐	☐
Prothesen	☐	☐
andere, nämlich: _____	☐	☐

Kooperation und Compliance

Aufgrund eigener Beobachtung oder Fremdanamnese (ggf. Informationsquelle angeben):

Compliance bei Medikation: ☐ gut ☐ vermindert ☐ wechselhaft ☐ unbekannt

Compliance bei Hilfsmittelgebrauch: ☐ gut ☐ vermindert ☐ wechselhaft ☐ unbekannt

Compliance bei Diät/Trinken: ☐ gut ☐ vermindert ☐ wechselhaft ☐ unbekannt

Mitwirkung/Kooperation in der Therapie vermindert? ☐ Nein ☐ leicht ☐ mittel ☐ stark ☐ unbekannt

Mitwirkung/Kooperation im Pflegealltag vermindert? ☐ Nein ☐ leicht ☐ mittel ☐ stark ☐ unbekannt

Neigung, Versorgung anzufordern, statt selbst aktiv zu werden? ☐ Nein ☐ leicht ☐ mittel ☐ stark ☐ unbekannt

Inaktivierende Überversorgung? ☐ Nein ☐ leicht ☐ mittel ☐ stark ☐ unbekannt

Überlastung der pflegenden Angehörigen? ☐ Nein ☐ leicht ☐ mittel ☐ stark ☐ unbekannt

Beurteilungen und Entscheidungen

Zusammenfassendes Urteil über die Ergebnisse des Assessments, Präzisierung der Prognose, ggf. Veränderungen gegenüber dem Vor-Assessment:

Anlage 1

Entscheidungen

Sind weitere Maßnahmen erforderlich?
Nein ☐   Noch offen ☐   Ja ☐, nämlich:

Ist eine weitere ambulante oder stationäre Diagnostik angezeigt?
Nein ☐   Noch offen ☐   Ja ☐, nämlich:

Ist eine Veränderung der Medikation/anderer Umgang mit Medikamenten erforderlich?
Nein ☐   Noch offen ☐   Ja ☐, nämlich:

Ist eine stationäre Einweisung angezeigt?
Nein ☐   Noch offen ☐   Ja ☐, nämlich:

Ist eine stationäre geriatrische Rehabilitation angezeigt?
Nein ☐   Noch offen ☐   Ja ☐

Ist eine teilstationäre geriatrische Rehabilitation angezeigt?
Nein ☐   Noch offen ☐   Ja ☐

Ist eine ambulante geriatrische Rehabilitation angezeigt?
Nein ☐   Noch offen ☐   Ja ☐

Dauer und Frequenzstufe (Phase) der ambulanten geriatrischen Rehabilitation: _____

Teilmaßnahmen der ambulanten geriatrischen Rehabilitation:
☐ Krankengymnastik   ☐ Ergotherapie   ☐ Logopädie
☐ Rehabilitative Pflege   ☐ Hirnleistungstraining
☐ Physikal. Therapie, nämlich: _____

Einzelne **physikalische Maßnahmen oder funktionell-übende Therapien angezeigt?**
Nein ☐   Noch offen ☐   Ja ☐, nämlich:

Ist eine Veränderung der Pflegesituation angezeigt?
Nein ☐   Noch offen ☐   Ja ☐, nämlich:

Ist die Einschaltung eines sozialen Dienstes (IAV etc.) angezeigt?
Nein ☐   Noch offen ☐   Ja ☐, nämlich:

Ist eine Veränderung der Plazierung angezeigt?
Nein ☐   Noch offen ☐   Ja ☐, nämlich:

Ist die Einrichtung einer Betreuung angezeigt?
Nein ☐   Noch offen ☐   Ja ☐, nämlich:

Ist eine Neuverordnung/Neuanpassung von Hilfsmitteln angezeigt?
Nein ☐   Noch offen ☐   Ja ☐, nämlich:

Ist eine Wohnungsadaptation angezeigt?
Nein ☐   Noch offen ☐   Ja ☐, nämlich:

Wurde der Patient über das Ergebnis des Assessments informiert?
Ja ☐   Nein ☐

Wurden Angehörige über das Ergebnis des Assessments informiert?
Ja ☐   Nein ☐   Welche:

Konnte der Patient das Ergebnis des Assessments akzeptieren?
Ja ☐   Unklar ☐   Nein ☐

Konnten die Angehörigen das Ergebnis des Assessments akzeptieren?
Ja ☐   Unklar ☐   Nein ☐, Name des Angeh.:

Zusammenfassung der Teambesprechungen während der Rehabilitation/ Interventionen (incl. Datum und Teilnehmer):

Abschlußbeurteilung, nachdem eine Rehabilitation durchgeführt wurde:

Die ambulante Rehabilitation war beeinträchtigt durch reha-relevante Begleitpathologica:

☐ nicht beeinträchtigt   ☐ leicht   ☐ mittelstark   ☐ stark   beeinträchtigt

durch _____

Die ambulante Rehabilitation war beeinträchtigt durch reha-relevante Komplikationen während des Verlaufes:

☐ nicht beeinträchtigt   ☐ leicht   ☐ mittelstark   ☐ stark   beeinträchtigt

durch _____

Globale Beurteilung der Rehabilitation:
„Hat sich ihre Lebenssituation (die Lebenssituation des Patienten) durch die Rehabilitation verbessert, verschlechtert oder ist sie gleichgeblieben?"

Patient: ☐ **verbessert**   ☐ **verschlechtert**   ☐ **gleichgeblieben**
               ☐ leicht ☐ mittel ☐ stark   ☐ leicht ☐ mittel ☐ stark

Arzt/Team: ☐ **verbessert**   ☐ **verschlechtert**   ☐ **gleichgeblieben**
               ☐ leicht ☐ mittel ☐ stark   ☐ leicht ☐ mittel ☐ stark

_____   _____

Ort, Datum   Unterschrift des Arztes

Barthel-Index

Anlage 1

Essen	Unabhängig, benutzt Geschirr und Besteck	10	☐
	Braucht Hilfe, z.B. beim Schneiden	5	☐
	Völlig hilfsbedürftig	0	☐
Baden	Badet oder duscht ohne jede Hilfe	5	☐
	Braucht Hilfe	0	☐
Waschen	Wäscht Gesicht, kämmt, rasiert, schminkt sich	5	☐
	Braucht Hilfe	0	☐
Ankleiden	Unabhängig incl. Schuhe anziehen	10	☐
	Hilfsbedürftig, kleidet sich teilweise selbst	5	☐
	Völlig hilfsbedürftig	0	☐
Stuhlkontrolle	Kontinent	10	☐
	Teilweise inkontinent (maximal 1x/Woche)	5	☐
	Inkontinent (häufiger als 1x/Woche)	0	☐
Urinkontrolle	Kontinent	10	☐
	Teilweise inkontinent (maximal 1x/24 Std.)	5	☐
	Inkontinent (häufiger als 1x/24 Std.)	0	☐
Toilettengang	Unabhängig incl. Analreinigung	10	☐
	Braucht Hilfe, z.B. bei Kleidung, Reinigung	5	☐
	Kann Toilette/Nachtstuhl nicht benützen	0	☐
Bett-Stuhl-Transfer	Völlig unabhängig hin und zurück	15	☐
	Minimale Assistenz oder Supervision	10	☐
	Aufsetzen im Bett möglich, für Transfer Hilfe	5	☐
	Bettlägerig (sich aufsetzen nicht allein möglich)	0	☐
Gehen auf Ebene	50 m unabhängiges Gehen (evtl. mit Gehhilfe)	15	☐
oder:	50 m Gehen mit personeller Hilfe	10	☐
Rollstuhlfahren	Für RS-Fahrer (wenn nicht 10 oder 15 codiert)		
	50 m Rollstuhlfahren incl. Ecken und Türen	5	☐
	Kann sich nicht 50 m fortbewegen	0	☐
Treppensteigen	Unabhängig (kann ggf. Gehhilfe tragen)	10	☐
	Braucht Hilfe oder Supervision	5	☐
	Kann nicht Treppen steigen	0	☐

Summenscore: _____

Instrumentelle ADL-Skala nach Lawton und Brody

A. Fähigkeit, ein Telephon zu benutzen
1. benützt Telefon in Eigeninitiative, schlägt Tel.-Nr. nach, wählt etc. — 1
2. wählt einige wenige gut bekannte Nummern — 1
3. bedient Telefon, wenn er/sie angerufen wird — 1
4. kann Telefon nicht benützen — 0

B. Einkaufen
1. kümmert sich selbständig um alle Einkäufe — 1
2. erledigt kleine Einkäufe selbständig — 0
3. muß bei jedem Einkaufen begleitet werden — 0
4. völlig unfähig einzukaufen — 0

C. Zubereitung von Mahlzeiten
1. adäquate Mahlzeiten werden selbständig geplant, zubereitet und serviert — 1
2. adäquate Mahlzeiten werden zubereitet, wenn Zutaten zur Verfügung gestellt werden — 0
3. wärmt Mahlzeiten auf, serviert und bereitet sie zu oder bereitet Mahlzeiten zu, aber hält keine angemessene Nahrungsaufnahme aufrecht — 0
4. Mahlzeiten müssen vorbereitet und serviert werden — 0

D. Hauswirtschaft
1. führt Hauswirtschaftsarbeiten selbständig durch oder mit nur gelegentlicher Hilfe (z.B. für schwere Arbeiten Haushaltshilfe) — 1
2. führt leichte tägliche Arbeiten aus wie Geschirrspülen und Betten machen — 1
3. führt leichte tägliche Arbeiten aus, kann aber kein akzeptables Niveau der Sauberkeit aufrechterhalten — 1
4. braucht Hilfe bei allen Arbeiten zur Aufrechterhaltung des Haushaltes — 1
5. nimmt nicht an irgendwelchen Haushaltsaufgaben teil — 0

E. Wäsche waschen
1. wäscht persönliche Wäsche völlig selbständig — 1
2. wäscht kleine Teile, z.B. Strümpfe — 1
3. die gesamte Wäsche wird von anderen gewaschen — 0

F. Transport/Reisen
1. benützt selbständig öffentliche Verkehrsmittel oder fährt das eigene Auto — 1
2. arrangiert eigene Fahrten mit dem Taxi, aber benützt keine sonstigen Verkehrsmittel — 1
3. benützt öffentliche Verkehrsmittel in Begleitung anderer — 1
4. Reisen begrenzt auf Taxifahrten oder Fahrten im Auto in Begleitung anderer — 0
5. reist nicht — 0

G. Kompetenz für eigene Medikation
1. ist kompetent, die Medikamente in korrekter Dosierung und zur rechten Zeit einzunehmen — 1
2. ist kompetent, die Medikamente einzunehmen, wenn sie in separaten Dosierungen vorbereitet sind — 0
3. ist nicht zur selbständigen Medikamenteneinnahme in der Lage — 0

H. Fähigkeit, Finanzen zu handhaben
1. erledigt finanzielle Angelegenheiten selbständig (Haushaltsplan, schreibt Schecks aus, zahlt Miete und Rechnungen, geht zur Bank), regelt Geldeinnahmen und ist über seine Einkünfte auf dem laufenden — 1
2. erledigt alltägliche Einkäufe, aber braucht Hilfe in Bankangelegenheiten und bei größeren Einkäufen — 1
3. nicht in der Lage, finanzielle Angelegenheiten zu regeln — 0

Summenscore (maximal 8 Punkte): _____

Anlage 1

Mini-Mental-Status (Folstein et al.)

Name: _____   Datum: _____

Falsch Richtig
      (je 1 Punkt)

Falsch	Richtig	Nr.	Frage	
☐	☐	1.	Was für ein Datum ist heute?	
☐	☐	2.	Welche Jahreszeit?	
☐	☐	3.	Welches Jahr haben wir?	
☐	☐	4.	Welcher Wochentag ist heute?	
☐	☐	5.	Welcher Monat?	
☐	☐	6.	Wo sind wir jetzt?	welches Bundesland?
☐	☐	7.		welcher Landkreis / welche Stadt?
☐	☐	8.		welche Stadt / welcher Stadtteil?
☐	☐	9.		welches Krankenhaus?
☐	☐	10.		welche Station / welches Stockwerk?
☐	☐	11.	Bitte merken Sie sich:	Apfel
☐	☐	12.		Pfennig
☐	☐	13.		Tisch

Anzahl der Versuche: _____

Ziehen Sie von 100 jeweils 7 ab oder buchstabieren Sie „STUHL" rückwärts

Falsch	Richtig	Nr.		
☐	☐	14.	93	L
☐	☐	15.	86	H
☐	☐	16.	79	U
☐	☐	17.	72	T
☐	☐	18.	65	S

Was waren die Dinge, die Sie sich vorher gemerkt haben?

Falsch	Richtig	Nr.		
☐	☐	19.		Apfel
☐	☐	20.		Pfennig
☐	☐	21.		Tisch

Was ist das?

Falsch	Richtig	Nr.		
☐	☐	22.		Uhr
☐	☐	23.		Bleistift / Kugelschreiber
☐	☐	24.	Sprechen Sie nach:	„Ohne wenn und aber"

Machen Sie bitte folgendes:

Falsch	Richtig	Nr.		
☐	☐	25.	Nehmen Sie bitte das Blatt in die Hand,	
☐	☐	26.	falten Sie es in der Mitte und	
☐	☐	27.	lassen Sie es auf den Boden fallen.	
☐	☐	28.	Lesen Sie und machen Sie es bitte („AUGEN ZU!")	
☐	☐	29.	Schreiben Sie bitte einen Satz (mind. Subjekt und Prädikat)	
☐	☐	30.	Kopieren Sie bitte die Zeichnung (zwei Fünfecke).	

____ **Gesamtpunktzahl**

_____
(Datum / Untersucher)

Augen zu !

Anlage 1

Lokomotion

Up-&-Go-Test:

mit HiMi Zeit [Sek.] ng = nicht gehfähig/nicht durchführbar _____
ohne HiMi Zeit [Sek.] ng = nicht gehfähig/nicht durchführbar _____

Falls up&go-Test nicht möglich:

Esslinger Transfer-Skala (Standardsituation Rollstuhl/Stuhl oder Stuhl/Stuhl):

Keine personelle Hilfe erforderlich	H0 ☐
Spontane Laienhilfe ausreichend	H1 ☐
Geschulte Laienhilfe erforderlich	H2 ☐
Hilfe professionellen Standards erforderlich	H3 ☐
Mehr als 1 Helfer professionellen Standards nötig	H4 ☐

Lokomotionsstufen

(H0 = allein möglich, HX = nicht allein möglich, falls verlangt abstufen H0 bis H4)

1. Lageveränderung im Liegen _____
2. Frei sitzen _____
3. Sich aufsetzen aus dem Liegen _____
4. Stehen mit Festhalten _____
5. Frei stehen _____
6. Aufstehen und frei stehen _____
7. Transferskala (Esslinger Skalierung H0 – H4 s.o.) _____
8. Gehskala (Esslinger Skalierung H0 – H4 s.o.) _____
9. 50 m gehen _____
10. Treppe steigen (Esslinger Skalierung H0 – H4 s.o.) _____
11. Innerhalb des Hauses sich zielgerichtet über verschiedene Etagen bewegen _____
12. 2 km außerhalb zu Fuß schmerzfrei und sicher gehen _____

Gangsicherheit

normales Gangbild	☐
ausreichend sicher	☐
unsicher	☐
unmittelbare Sturzgefahr	☐
nicht allein gehfähig (nach up&go)	☐

Wieviel Stürze berichten Patient und Angehörige im letzten Jahr: _____

Weitere Angaben zum Gangbild/Stürzen:

Wohnsituation ☐ nicht bekannt

Stockwerk: **Treppenstufen:**   **Aufzug:**

Gefahrenquellen bzw. Mobilitätsbarrieren in der Wohnung: ☐ nicht bekannt

Hilfsmittel

Hilfsmittel bei Lokomotion

Keine	☐
Fritzstock/Gehstock	☐
1 UA-Gehstütze/Vierpunktstock	☐
2 UA-Gehstützen	☐
Rollator/Deltarad/Gehwagen	☐
Gehbock	☐
Rollstuhl	☐

Anlage 1

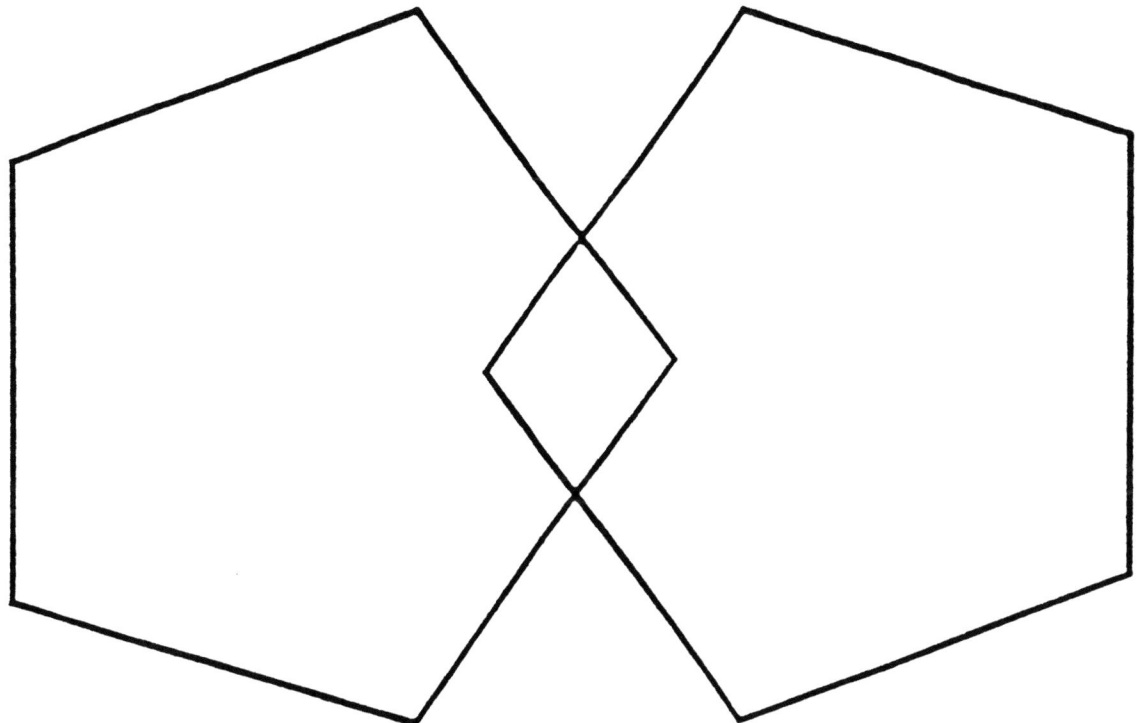

Handlungsanleitung Mini-Mental-Status-Test

Ein ausreichendes Hörvermögen muß vor Testdurchführung sichergestellt sein, ebenso das ausdrückliche Einverständnis, bei einem „Gedächtnistest" mitzumachen.
Patienten mit Aphasie können mit dem MMS-Test nicht sinnvoll untersucht werden!

Fragen	Kommentar
1. – 5.	selbsterklärend
7. – 8.	entweder nach Landkreis und Stadt oder nach Stadt und Stadtteil fragen
10.	entweder nach der Station oder dem Stockwerk fragen
11. – 13.	Der Patient wird darauf aufmerksam gemacht, daß der Untersucher jetzt drei Wörter nennen wird, die direkt danach zu wiederholen sind. Die drei Wörter werden im Sekundenrhythmus genannt, der *erste* Versuch der Wiederholung bestimmt die Punktzahl (1 Punkt pro richtig wiederholtem Wort). Die Aufgabe wird so oft wiederholt, bis der Patient die drei Begriffe gelernt hat. (Die Anzahl der notwendigen Wiederholungen sollte notiert werden, sie hat aber keinen Einfluß auf die Punktzahl.)
14. – 18.	Jeder der 5 Rechenschritte wird einzeln bewertet. Als Alternative zum Rechnen kann das Wort „STUHL" rückwärts buchstabiert werden.
19. – 24.	selbsterklärend
25. – 27.	Der Patient erhält ein Blatt Papier und nur einmal zusammenhängend gesprochen die dreistufige Anweisung. Für jeden korrekt ausgeführten Teil der Anweisung ein Punkt.
28.	Das Sehvermögen muß natürlich ausreichen, die Schrift zu lesen. Der Patient erhält die Anweisung, das auszuführen, was auf dem Papier steht („AUGEN ZU").
29.	Der Patient soll die Anweisung befolgen, irgendeinen Satz zu schreiben. Der Satz darf nicht „vorgesagt" werden und muß mindestens Subjekt und Prädikat enthalten. Schreibfehler spielen keine Rolle, solange der Satz verständlich ist.
30.	Der Patient erhält eine Vorlage mit zwei Fünfecken, die sich an einer Ecke so überschneiden, daß jeweils eine Ecke eines Fünfecks im anderen Fünfeck liegt. Auf der Kopie des Patienten müssen zwei Fünfecke zu erkennen sein, die genau diese Bedingung erfüllen. Nur eine Ecke darf jeweils im anderen Fünfeck liegen.

Anlage 2

Anmeldende/s Stelle bzw. Krankenhaus:
(mit Tel.Nr.)

An die
Geriatrische Rehabilitationsklinik

ANMELDUNG ZUR GERIATRISCHEN REHABILITATION

Name der Patientin/ des Patienten:
geb.:
Anschrift:
Tel.:

Krankenkasse:
Kostenübernahme für Reha-Maßnahme: liegt vor ☐   ist beantragt ☐
Besonderes: Patient/in mit Wahlleistungen ☐   1-Bett-Zimmer ☐

Frühere Reha-Maßnahme (wo/wann):

Geklärte weitere Versorgung: nein ☐   ja ☐
Anmeldung im Pflegeheim/Altenheim: nein ☐   ja ☐   ggf. wo?

Kontaktadresse (mit Tel.-Nr.):

Anmeldende/r Arzt/Ärztin (mit Tel.-Nr.) :
Hausarzt/-ärztin (mit Tel.-Nr.)

Diagnosen mit Datum der Akuterkrankung (einschl. wichtige Begleiterkrankungen resp. OP):

Notizen zum Verlauf (ggf. auf Zusatzblatt):

Rehabilitationsziel:

Komplikationen:.... Wundheilungsstörungen ☐   Kontraktur ☐   nein ☐

Schluckstörungen .... nein ☐   PEG ☐   andere Sonde ☐

Blasenkatheter .... nein ☐   transurethral ☐   suprapubisch ☐

Sonstige Störungen .... z.B. Aphasie ☐ .... Dysarthrie ☐   Neglect ☐
                                                                    Pusher ☐   Apraxie ☐

Vorhandene Hilfsmittel................Rollstuhl ☐   Gehwagen ☐   Hörgerät ☐
                              Gliedmaßenproth. ☐   Gehstock ☐   Sonstige ... ☐

Essen.............................	☐	Unabhängig, benutzt Geschirr und Besteck
	☐	Braucht Hilfe, z.B. beim Schneiden
	☐	Total hilfsbedürftig
Baden.............................	☐	Badet oder duscht ohne Hilfe
	☐	Badet oder duscht mit Hilfe
Waschen	☐	Wäscht Gesicht, kämmt, rasiert bzw. schminkt sich, putzt Zähne
	☐	Braucht Hilfe
Ankleiden	☐	Unabhängig, incl. Schuhe anziehen
	☐	Hilfsbedürftig, kleidet sich teilweise selbst an
	☐	Total hilfsbedürftig
Stuhlkontrolle...............	☐	Kontinent
	☐	Teilweise inkontinent
	☐	Inkontinent
Urinkontrolle................	☐	Kontinent
	☐	Teilweise inkontinent
	☐	Inkontinent
Toilette..........................	☐	Unabhängig bei Benutzung der Toilette/ des Nachtstuhls
	☐	Braucht Hilfe für z.B. Gleichgewicht, Kleidung aus-/ anziehen, Toil.papier
	☐	Kann nicht auf Toilette/ Nachtstuhl
Bett-/Stuhl-Transfer......	☐	Unabhängig (gilt auch für Rollstuhlfahrer)
	☐	Minimale Assistenz oder Supervision
	☐	Kann sitzen, braucht für den Transfer jedoch Hilfe
	☐	Bettlägerig
Bewegung	☐	Unabhängiges Gehen (auch mit Gehhilfe) für mind. 50 m
	☐	Mind. 50 m Gehen, jedoch mit Unterstützung
	☐	Für Rollstuhlfahrer : Unabhängig für mind. 50 m
	☐	Kann sich nicht (mind. 50 m) fortbewegen
Treppensteigen..............	☐	Unabhängig (auch mit Gehhilfe)
	☐	Braucht Hilfe oder Supervision
	☐	Kann nicht treppensteigen

Orientiertheit zu .... **Ort und Situation**	☐ vollständig gegeben ☐ zeitweise gestört		☐ tagelang leicht gestört ☐ tagelang wesentlich gestört	
Verhalten.......................	☐ ruhig	☐ unruhig	☐ v.a. nachts unruhig	
Mitwirkung bei.............. **Therapie und Pflege**	☐ entwickelt Eigeninitiative ☐ aktiv auf Aufforderung		☐ passiv ☐ unwillig	
Sehen	☐ unbeeinträchtigt	☐ beeinträchtigt	☐ stark beeinträchtigt	
Gehör.............................	☐ unbeeinträchtigt	☐ beeinträchtigt	☐ stark beeinträchtigt	
cardio-pulmonale Belastbark.....☐	keine Einschr.	☐ leichte Einschr.	☐ wesentl. Einschränkungen	

Belastbarkeit der Fraktur (in kg):   **Körpergröße:**   **Körpergewicht:**

....
(Ort und Datum)   *(Unterschrift des/der behandelnden Arztes/Ärztin)*

Anlage 3

Erfassungsbogen Geriatrisches Reha-Assessment (V4)
AG Reha-Assessment Baden-Württemberg (Brust, Emans, Gerdes, Oster, Runge, Schönle, Wahl)

Klinik   ID-Nr: ....

Pat.-Name: Aufnahmedatum: ....

Vorname: Entlassungsdatum: ....

geb.:   Datum Akutereignis: ....

Geschlecht: Anmeldedatum: ....

Reha-Diagnosen

Apoplex/ cerebr. Durchblutungsstörung ☐

Ischämie (CT-gesichert) ☐   intracerebrale Blutung (CT-gesichert) ☐
Apoplex ungeklärter Genese ☐   sonstige cerebrale Durchblutungsstörung ☐

Hemiparese rechts ☐	Hemianopsie ☐	ideatorische Apraxie ☐
Hemiparese links ☐	Hemineglect ☐	ideomotorische Apraxie ☐
Aphasie ☐	Pusher-Syndrom ☐	Schluckstörungen ☐
Dysarthrie ☐	räuml.-konstrukt. Störungen ☐	sonstige Störungen ☐

Fraktur/Gelenkerkrankung
prox. Femurfraktur............ ☐
Humerusfraktur................ ☐
elektive Endoprothese......... ☐
konservativ behandelter
Gelenkschaden, sonstige Fraktur.... ☐

Diabet. Spätschäden/ AVK
Amputation........... ☐
AVK.................. ☐
Polyneuropathie..... ☐
Sonstige............. ☐

Sonstige neurolog. Erkrankung	Verzögerte Rekonvaleszenz	Sonstiger Reha-Grund ☐
Parkinson ☐	postoperativ ☐	
andere ☐	nicht postoperativ ☐	....

Anzahl der Begleiterkrankungen (nach ICD): ....

Reha-Ziele

	Patient	Rang	Th. Team	Rang
Pflegeerleichterung............	☐	....	☐	....
nach Hause.......................	☐	....	☐	....
Lokomotion.......................	☐	....	☐	....
Allgemeine Besserung..........	☐	....	☐	....
Kommunikation..................	☐	....	☐	....
Besserung Arm/Hand...........	☐	....	☐	....
ADL.................................	☐	....	☐	....
Kontinenz.........................	☐	....	☐	....
Assessment/ Reha-Versuch	☐	....	☐	....
Schmerzlinderung................	☐	....	☐	....
Kognitive Verbesserung........	☐	....	☐	....
Krankheitsbearbeitung........	☐	....	☐	....
Sonstiges..........................	☐	....	☐	....

Woher - Wohin?

Wo vor Akutereignis	Woher direkt vor Reha:	Wohin nach Reha:	Beendigung der Rehabilitation
	☐ Akut-KH	☐ Akut-KH	☐ Planmäßig
☐ Privatwohnung	☐ Privatwohnung	☐ Privatwohnung	☐ Abbruch durch Patienten
☐ Pflegeheim	☐ Pflegeheim	☐ Pflegeheim	☐ Abbruch durch Therapeut. Team
☐ Altenheim	☐ Altenheim	☐ Altenheim	☐ Abbruch wg. Akuterkrankung
☐ Betreutes Wohnen	☐ Betreutes Wohnen	☐ Betreutes Wohnen	☐ Abbruch durch Exitus
☐ Sonstiges	☐ Sonstiges	☐ Sonstiges	☐ Abbruch aus sonstigen Gründen

ambulante (!) Hilfen
(evtl. Doppelnennung, wenn professionelle und familiale Hilfe)

	Vor Akutereignis	Ende Reha (geplant)
Körperl. Versorgung:		
keinerlei Hilfe..............	☐	☐
Familiale Hilfe..............	☐	☐
Profess. Hilfe.............	☐	☐
Institution. Pflege........	☐	☐
Haushaltshilfe:		
keinerlei Hilfe..............	☐	☐
Familiale Hilfe..............	☐	☐
Profess. Hilfe.............	☐	☐
Institution. Pflege........	☐	☐

Pflegestufe:

Vor Akutereignis	Beginn Reha	Ende Reha
(offiz. Einschätzung, falls bekannt)	(Einschätzung durch therap. Team)	
....	....	....

Stufe 0   weniger als 2 Verrichtungen tägl.   Stufe II: mind. 3x täglich
Stufe I: mind. 2 Verrichtungen 1-2x tägl.   Stufe III: kontinuierlich Tag & Nacht

Einschätzung der eigenen Situation durch Pat.:

	Beginn	Ende
realistisch aktiv	☐	☐
realistisch passiv	☐	☐
unrealistisch	☐	☐
nicht zu beurteilen	☐	☐

Kommunikationsskala n. Goodglass u. Kaplan

	Stufe	Beginn	Ende
Keine Beeinträchtigungen	6	☐	☐
Bloß subjektive od. minimale Schwierigkeiten	5	☐	☐
Sprachproduktion vermindert, oder Verständnis deutl. eingeschränkt	4	☐	☐
Alltagsprobleme m. geringer Unterstützung, best. Themen nicht mögl.	3	☐	☐
Gedanke häufig nicht übermittelt, gleich viele Kommunikationsanteile	2	☐	☐
Hörer muß Sinn erschließen, erraten, Hauptlast Gesprächspartner	1	☐	☐
Keine verständliche Sprachäußerung oder kein Sprachverständnis	0	☐	☐

Anlage 3

Scores

	Beginn	Ende		Beginn	Ende
Barthel-Score: [Pkt]	....	....	ZVT G (sec.)	....	....
Mini-Mental-Status [Punkte]	....	....	Handkraft [kPa]	....	....

Schmerzskala Häufigkeit und Intensität von Schmerzen in der letzten Woche:

Wie oft Schmerzen in der letzten Woche?	Beginn	Ende	Wie stark waren die Schmerzen?	Beginn	Ende
			keine Schmerzen	☐	☐
			eher leicht	☐	☐
Anzahl der Tage mit Schmerzen in der letzten Woche:	....	....	störend, aber erträglich	☐	☐
			gerade noch erträglich	☐	☐
			unerträglich	☐	☐

Lokomotion

	Beginn	Ende
Up-&-Go-Test: mit HiMi Zeit [Sek.], ng = nicht gehfähig/ nicht durchführbar	....	....
ohne HiMi Zeit [Sek.], ng = nicht gehfähig/ nicht durchführbar	....	....

Esslinger Transfer-Skala:		Beginn	Ende
Keine personelle Hilfe erforderlich	H0	☐	☐
Spontane Laienhilfe ausreichend	H1	☐	☐
Geschulte Laienhilfe erforderlich	H2	☐	☐
Hilfe professionellen Standards erforderlich	H3	☐	☐
Mehr als 1 Helfer professionellen Standards nötig	H4	☐	☐

Lokomotionsstufen
(H0 = allein möglich, HX = nicht allein möglich, falls verlangt abstufen H0 bis H4)

	Beginn	Ende
1. Lageveränderung im Liegen	....	....
2. Frei sitzen	....	....
3. Sich aufsetzen aus dem Liegen	....	....
4. Frei stehen	....	....
5. Stehen mit Festhalten	....	....
6. Aufstehen und Stehen	....	....
7. Transferskala (Esslinger Skalierung H0 - H4 s.o.)	....	....
8. Gehskala (Esslinger Skalierung H0 - H4 s.o.)	....	....
9. 50 m gehen	....	....
10. Treppe steigen (Esslinger Skalierung H0 - H4 s.o.)	....	....
11. Innerhalb des Hauses sich zielgerichtet über verschiedene Etagen bewegen	....	....
12. 2 KM außerhalb zu Fuß schmerzfrei und sicher gehen	....	....

Gangsicherheit	Beginn	Ende	Hilfsmittel bei Lokomotion	Beginn	Ende
normales Gangbild	☐	☐	Keine	☐	☐
ausreichend sicher	☐	☐	Fritzstock	☐	☐
unsicher	☐	☐	1 UA-Gehstütze/4-Pkt-Stock	☐	☐
unmittelbare Sturzgefahr	☐	☐	2 UA-Gehstützen	☐	☐
nicht allein gehfähig (nach up&go)	☐	☐	Rollator/Deltarad	☐	☐
			Gehbock	☐	☐
			Rollstuhl	☐	☐

Hilfsmittel:

	vorhanden	verordnet
Krankenbett (höhenverstellbar)	☐	☐
Toilettenstuhl	☐	☐
Rollstuhl	☐	☐
Gehbock, Rollator, Gehwagen	☐	☐
Gehstock, UA-Gehstütze, Vierpunktstock	☐	☐
Badelifter	☐	☐
Toilettensitzerhöhung	☐	☐
Haltestangen, Haltegriffe	☐	☐
Scalamobil	☐	☐
Eß- und Greifhilfen	☐	☐
orthopäd. Schuhe, Orthesen, Schienen	☐	☐
Kompressionsstrümpfe	☐	☐
Strumpfanzieher	☐	☐
Prothesen	☐	☐
Sonstige	☐	☐

Komplikationen im Reha-Verlauf

War die Rehabilitation beeinträchtigt durch reha-relevante Begleitpathologica, die schon bei der Aufnahme vorhanden waren?:
☐ nicht beeinträchtigt   ☐ leicht beeinträchtigt   ☐ mittelstark beeinträchtigt   ☐ stark beeinträchtigt

War die Rehabilitation beeinträchtigt durch reha-relevante Komplikationen während des Verlaufes?
☐ nicht beeinträchtigt   ☐ leicht beeinträchtigt   ☐ mittelstark beeinträchtigt   ☐ stark beeinträchtigt

Erhöhter medizinischer Aufwand während der Rehabilitation?
☐ nein   ☐ leicht erhöht   ☐ mittelstark erhöht   ☐ stark erhöht

Mitwirkung/Kooperation des Patienten vermindert?
☐ Nein   ☐ leicht vermindert   ☐ mittelstark vermindert   ☐ stark vermindert

Pflegeressourcen der Angehörigen:

☐ Frage überflüssig, da keine Pflege erforderlich
☐ Kontinuierliche Pflege Tag u. Nacht möglich   ☐ 1 - 2 x tägl. Pflege möglich
☐ mindest. 3 x tägl. Pflege möglich   ☐ Pflege weniger als 1 x tägl. mögl.

Globale Beurteilung der Rehabilitation

"Hat sich Ihre Lebenssituation (die Lebenssituation des Patienten) durch die Rehabilitation verbessert, verschlechtert oder ist sie gleichgeblieben?"

Patient: ☐ verbessert   ☐ verschlechtert   ☐ gleichgeblieben
           ☐ leicht ☐ mittel ☐ stark   ☐ leicht ☐ mittel ☐ stark

Arzt/Team: ☐ verbessert   ☐ verschlechtert   ☐ gleichgeblieben
           ☐ leicht ☐ mittel ☐ stark   ☐ leicht ☐ mittel ☐ stark

Empfehlung ambulanter Maßnahmen (Art und Häufigkeit)

....

Datum: ....   Unterschrift: ....

Anlage 4

Screening-Test für visuellen Hemineglect
Albert-Test (Testvorlage umseitig. Albert, Neurology 1973)

Das Hemineglect-Syndrom ist ein Prädiktor für eine längere und funktionell weniger bzw. seltener erfolgreiche geriatrische Rehabilitation (Runge, Geriatrie Praxis 1995). Fullerton et al. haben Sensibilität und Validität des Albert-Testes belegt (Fullerton et al., Lancet 1986). Der einfache Ausstreichtest hat sich einer umfangreichen neuropsychologischen Testbatterie als nahezu gleichwertig erwiesen.

Bei einer Gruppe von 205 unselektierten Patienten mit frischem Apoplex fand sich bei 49 % der in der nicht-dominanten und 25 % der in der dominanten Hemisphäre betroffenen Patienten ein visueller Halbseitenneglect.

Die Testaufgabe besteht darin, ohne Zeitnahme alle 40 Linien der DIN A 4-Vorlage durchzustreichen. Als auffälliger Befund gilt jede nicht durchgestrichene Linie. Auf einen Halbseitenneglect weist der Befund hin, daß mehr als 70 % der nicht durchgestrichenen Linien auf einer Seite der Vorlage liegen.

Der Untersucher führt die Testaufgabe an der (41.) Linie im Zentrum des Testbogens vor. Der Testscore wird ausgedrückt in Prozent der nicht durchgestrichenen Linien.

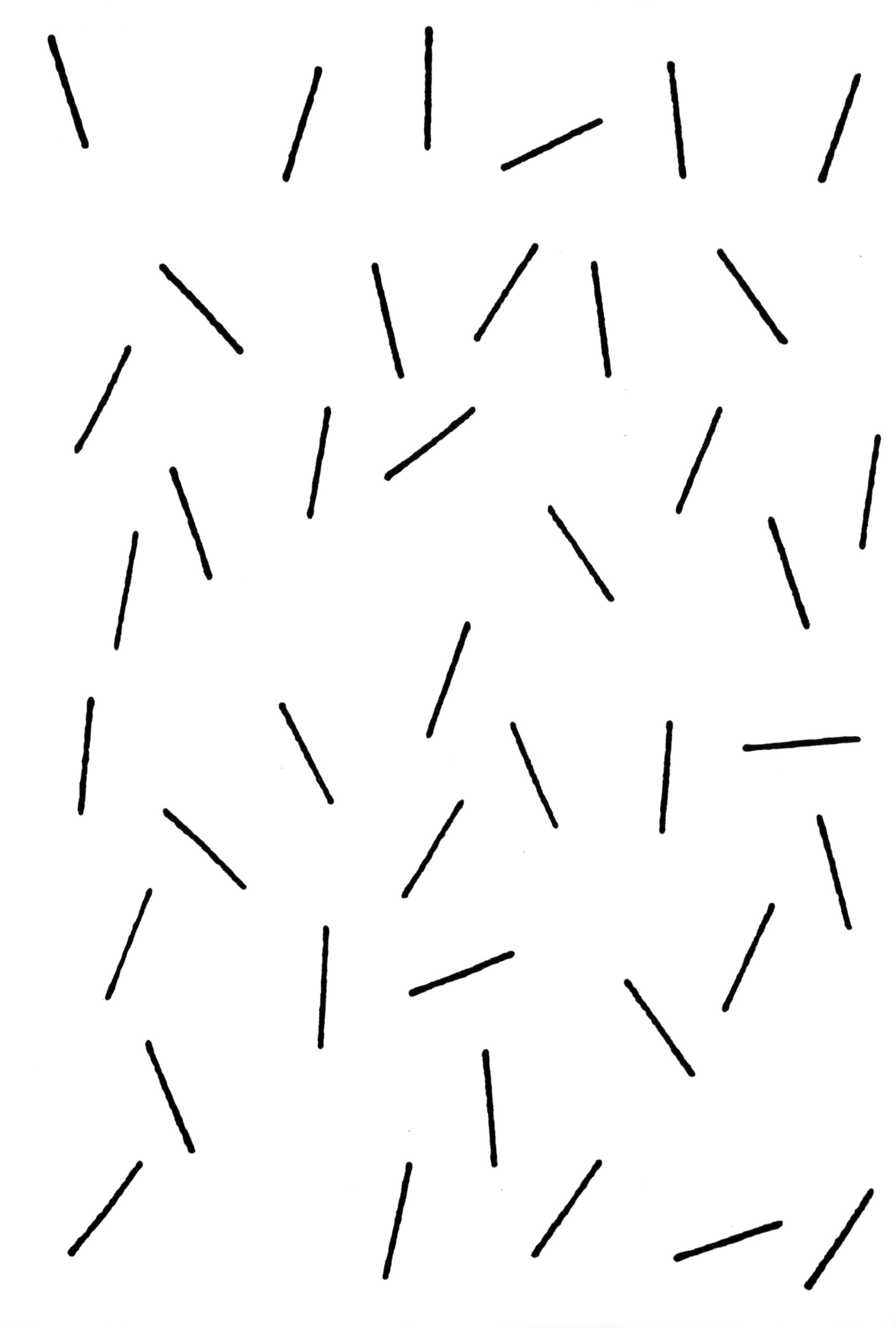

Anlage 5

Performance-Test „Geldzählen" nach Nikolaus
(Nikolaus et al., Age Ageing 1995)

Aufgabenstellung: Ein Geldbetrag von 19,80 DM in definierter Zusammensetzung ist aus einer Geldbörse herauszunehmen und zu zählen. Die Aufgabe ist den instrumentellen Aktivitäten des täglichen Lebens (IADL) zuzuordnen. Der Test erfüllt die statistischen Gütekriterien. Interpretiert wird die Zeitdauer für die gesamte Komplexleistung, also die manuelle Leistung, das Geld herauszunehmen und die sensorisch-kognitiven Leistungen, das Geld zu finden, zu zählen und die Summe korrekt zu nennen.
Der Mittelwert für Pflegeabhängige beträgt 123, für völlig Selbständige 31 Sekunden.

Interpretation:
Zeitdauer unter 45 Sekunden: Selbständige Probanden.
Zeitdauer 45 bis 70 Sekunden: Risiko für Hilfebedürftigkeit.
Zeitdauer über 70 Sekunden: Risiko erheblicher Hilfebedürftigkeit.

Durchführungsanweisung:
Das Geld befindet sich in einer Geldbörse (Größe ca. 12 x 9 cm) mit einem offenen Fach für Geldscheine und einem mit Druckknopf verschlossenen Fach für Münzen (ca. 7 x 9 cm).
Es handelt sich um einen 10-DM-Schein (im offenen Fach, nicht gefaltet) sowie um ein 5-DM-Stück, zwei 2-DM-Stücke, ein 50-Pfennig-Stück und drei 10-Pfennig-Stücke. Die Münzen befinden sich im verschlossenen Münzfach. Der Untersucher erklärt die Aufgabe, zeigt die Fächer mit Geldschein und Münzen und legt die Geldbörse geschlossen vor den Probanden. Die Zeit vom Start bis zur richtigen Nennung des Betrages wird in Sekunden notiert. Der Untersucher macht den Probanden auf Fehler beim Zählen aufmerksam, nach drei Fehlversuchen oder 300 Sekunden wird der Test abgebrochen.

Linealreaktionstest nach Runge
(Runge, Rehfeld, Stuttgart 1995)

Test zur Messung der visuomotorischen Reaktionszeit. Die sensomotorische Verlangsamung ist ein kritischer Faktor bei vielen Alltagsleistungen, vor allem im Bereich der Lokomotion. Der Linealreaktionstest gestattet mit einfachem Instrumentarium und in kurzer Zeit eine retestfähige, reliable und valide Messung der visuomotorischen Reaktionszeit.

Testdurchführung und Auswertung:
Ein handelsübliches Holzlineal von 50 cm Länge wird durch die geöffnete Hand des Probanden zwischen opponiertem Daumen und den anderen Fingern fallengelassen. Die Handfläche des Probanden steht senkrecht zum Boden, der Unterarm soll auf einer Tischplatte oder Stuhllehne aufgelegt sein. Der Versuchleiter hält das Lineal senkrecht über der geöffneten Hand, die Nullmarke der Skala, Oberkante Zeigefinger und Oberkante Daumen sind auf einer Höhe. Der Versuchleiter gibt eine Vorankündigung („Gleich!") und läßt das Lineal in einem variablen Zeitabstand von 2 bis 4 Sekunden nach der Vorankündigung fallen. Der Proband fängt das Lineal zwischen Daumen und Fingerspitzen oder Daumen und Handfläche, abgelesen wird die Länge des Lineals in Bezug zu Oberkante Daumen und Zeigefinger, die die Hand passiert hat. Die Messung wird abgerundet auf ganze Zentimeter, 2 Probeversuche, dann 5 Versuche als Testdurchgänge, gewertet wird der Median der 5 Testversuche (= mittlerer Wert der Rangfolge, d.h. der drittbeste von 5 Versuchen).
Mittelwert 20 cm, SD = 5 cm, Minimalwert 10 cm, Maximalwert 35 cm bei einer Gruppe von 56 unauffälligen Versuchspersonen von 18 bis 93 Jahren. Normgrenze: 20 + 2 x 5 = 30 cm.

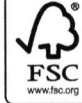

If you have any concerns about our products,
you can contact us on
ProductSafety@springernature.com

In case Publisher is established outside the EU,
the EU authorized representative is:
**Springer Nature Customer Service Center GmbH
Europaplatz 3, 69115 Heidelberg, Germany**

Printed by Libri Plureos GmbH
in Hamburg, Germany